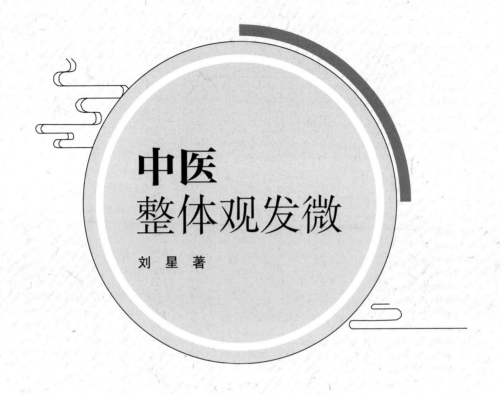

中医
整体观发微

刘 星 著

人民卫生出版社
·北 京·

图书在版编目（CIP）数据

中医整体观发微 / 刘星著 . —北京：人民卫生出
版社，2022.12

ISBN 978-7-117-34251-3

Ⅰ. ①中…　Ⅱ. ①刘…　Ⅲ. ①中医学 – 研究　Ⅳ.
①R2

中国版本图书馆 CIP 数据核字（2022）第 244891 号

人卫智网	www.ipmph.com	医学教育、学术、考试、健康，购书智慧智能综合服务平台
人卫官网	www.pmph.com	人卫官方资讯发布平台

中医整体观发微

Zhongyi Zhengtiguan Fawei

著　　者：刘　星
出版发行：人民卫生出版社（中继线 010-59780011）
地　　址：北京市朝阳区潘家园南里 19 号
邮　　编：100021
E - mail：pmph @ pmph.com
购书热线：010-59787592　010-59787584　010-65264830
印　　刷：北京顶佳世纪印刷有限公司
经　　销：新华书店
开　　本：710×1000　1/16　　印张：13　　插页：2
字　　数：181 千字
版　　次：2022 年 12 月第 1 版
印　　次：2023 年 1 月第 1 次印刷
标准书号：ISBN 978-7-117-34251-3
定　　价：69.00 元

打击盗版举报电话：010-59787491　E-mail：WQ @ pmph.com
质量问题联系电话：010-59787234　E-mail：zhiliang @ pmph.com
数字融合服务电话：4001118166　E-mail：zengzhi @ pmph.com

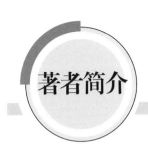

刘星,男,汉族,1969年5月生,山西洪洞人,医学博士,教授,三晋英才"拔尖骨干人才"。曾任山西省晋城市、长治市食品药品监督管理局局长,山西省卫生厅副厅长,山西省阳泉市市委常委、统战部部长、副市长、市委秘书长,山西省政府副秘书长,山西中医药大学校长。现任山西中医药大学党委书记,兼任中国中医药研究促进会副会长。

主要从事中医基础理论、药事管理、药食同源及中药材产业发展等领域的学术研究,主编《药品管理法学概论》《王叔和研究集成》《中医各家学说》《太行本草学研究导论》《百病放血疗法》等著作10余部。

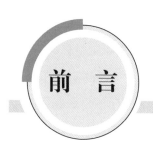

前　言

　　整体观是中华文化的灵魂，是中国哲学的精髓。"天人合一"观是整体观的核心体现，在中国传统文化和中国哲学史上，每一个发展时期都有其丰富内涵及其特有的表达形式，然而其思想内核始终如一，数千年的文化传统已成为中国人认识世界、改变世界的深层文化底蕴和高度认知自觉。

　　整体观认为世界是统一的整体，万物是联系的一体，"天人合一"认为人本身的统一性、完整性与自然界紧密联系，宇宙规律、自然法则都可以体现于人。人和其他生物都是其组成部分。从整体角度去观察事物，部分性质的简单叠加不等于整体的性质，如果整体或某一部分受到损害，那么其他方面也将受到影响，整体也因之被破坏。所以，整体观是关于事物整体状况及其特性的理论，是从全局考虑问题的思想和观念。

　　恩格斯在《自然辩证法》中指出："不管自然科学家采取什么样的态度，他们还得受哲学的支配。"医学和其他自然科学一样，总要受一定的世界观的支配和影响。中医学术体系的形成，经历了与中国古代哲学相互渗透的漫长历史过程。因此，在中医学的具体学术内容中，处处反映出中国古代哲学的思维特色。正是由于中医学尽可能地吸收了中国古代哲学中的合理部分，从而能在科学技术极不发达的古代，形成较成熟的医学体系。"天人合一"观深刻地影响着中国传统医学，对中医学理论的形成和发展起到了决定指导作用，尤其是强调人与自然相和谐，反对把人与自然对立的形而上学的观点，赋予了中医学整体观念的理论特色。

　　中医之道就是"天人合一"整体观，中医之术是在整体观指导下的理法方药。当前中医的研究发展引入了不少现代科学技术，但更多是强调用现代科学理论术语解释中医认识人体、诊治疾病的微观机理,虽说他山之石可以攻玉,但如果过于强调这样的研究,有可能会弱化中医整体观,反与中医内核渐行渐远,这是有悖于中医主体指导思想的,这样的研究不是解决中医发展难题的根本之法。新时代中医学的研究者,有必要站在中医主体的角度重新审视中医的发展问题,回归中医理论内核,从道的层面进一步强化和深化整体观认识,通过研究"天人合一"整体观的丰富内涵和精神实质,传承精华,守正创新,真正实现中医药现代化突破性大发展。

刘　星

2022 年 1 月

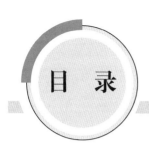

目 录

第一章 整体观溯源

　　整体观是中国传统文化的基石,其源头可追溯到殷周时期,《礼记·表记》有云:"殷人尊神,率民以事神。"殷商时代的古人遵循一种原始的人天关系,凡事占卜,认为神主宰天地万物。其核心体现是"天人合一"思想,是道、儒、墨、法、阴阳诸家所共同具有的思想特征。天人合一整体观思想经历了从萌芽、发展到成熟的一个历史过程,主要体现在如下典籍之中。

第一节 《周易》之"太极阴阳说"

　　自孔子赞《易》以后,《周易》被儒门奉为儒门圣典,六经之首。《周易》是一部推天道以知人事的著述,是古人认识世界、诠释规律的著作,是东方传统哲学的重要源头。《周易》站在整体观这个制高点上去审视整个宇宙,其世界观和方法论及其理论体系建立在整体观基石之上。《周易》认为宇宙间万物都是一个有机整体,宇宙万物又是在一定的规律支配下不断运动变化着的,所以是可变易的整体,每一个具体事物都有着各自的整体结构,事物整体和部分的联系,均可在《周易》的变易规律之下进行解释。

　　《周易》认为世界是物质的,物质世界的演化从"太极"开始,"太极"为天地未开,混沌一体,太极生两仪,即为阴阳,阳者薄靡而为天,阴者凝结而成地,继天地而生四时,由四时而生八卦。《序卦传》说:"有天地,然后万物生焉。盈天地之间者唯万物。"意在把宇宙乃至自然万物和人看作是一个有机整体,世间万物相互联系、相互影响,一气相通地统一、和谐地联系在一起,皆非孤立存在,是一个整体。用"太极"来描述这个整体的最原始

1

状态,宇宙乃至世间万物皆是由此而来。"太极"包罗万象,既可以划分为天、地、人,也可以讲天道、地道、人道。此处的天和地指的是除了人类社会之外的整个自然界。天、地、人和天道、地道、人道所表现的是太极的一种结构形式,太极的另外一种表现形式是由阴、阳构成的,阴、阳是从世间万物中抽象地概括出来的两类性质相反的属性概念。太极具有本源意义的整体就是由具有阴阳两种属性的万物构成的。太极包罗世间万物,它是混沌的至高无上的"太始",是统摄阴阳玄虚不可分化的整体"一"。故太极是整体,是"一",阴、阳便是"二",是这个整体的两个部分。

《周易·系辞》有云:"一阴一阳之谓道。"就是用阴阳的存在及其运动变化规律来认识和诠释宇宙、自然的存在及其运动变化规律,换言之就是拿阴阳作为说理工具来解释整个物质世界。《周易》所指,万物均由阴阳交感而化生,宇宙间万物的运动、变化、发展都是在阴阳相互对立制约、互根互用的作用下实现,因此万物都有阴阳之共性,这种共性就构成了客观世界普遍规律性的表现形式,即为"道"。

《周易》把世间万物及其现象关系等纳入由阴(− −)阳(—)两爻组成的六十四卦的体系中。阴、阳是《周易》的基本符号,也是《周易》用以指代其整体和部分的整体观符号,是《周易》用以说明宇宙及自然万物整体的基本单元要素。六十四卦是用《周易》中的阴爻和阳爻按照不同的排列方式组成的六十四种表现不同意义的特殊符号,既可以表示天地万物,又可以指示人事。六十四卦中的任何一卦,都代表了一个独立的小天地、小宇宙。六十四卦由六个爻位从下向上排列组成。根据《周易》的规定,在这六个爻位中,上爻、五爻代表天,初爻和二爻代表地,三爻、四爻代表人。这样,六十四卦的每一卦都体现出了天、地、人一体的整体观。这就使客观世界由杂乱无章变为简单系统,从而把世界万物都概括在一个整体的范畴之内进行分析认识,体现了整体和谐思想。

易即为变化,变易。《周易》之所以以"易"命名,就是强调客观世界的运动与变化,从而通过《周易》诠释这种变易的规律,"易"一字高度概括了《周易》一书的思想内核。《周易·系辞》有云:"天地变化,圣人效之。"说的就是这个意思。《周易》所谓的"交感相与",实际上说的是引起事物发生、发展和变化的内在力量,各种不同的力交互作用的结果就是引起事物的变化与变易的根源。但仅仅变化、变易还不是代表古代先哲的最高认识水平与境界,他们认识的最高境界是和谐平衡而统一的宇宙秩序。

《周易》所讲的执中而协同、中和而致一,就是这方面的表现。中和而致一,就是指平衡和谐地统一于一个整体之中,就是阴阳双方虽然是对立制约的,但却又互根互用,从而达到和谐统一、生生不息的状态。在《周易》看来,这是天地大化流行的根本原因之所在,变化、变易之道,才是世界一切事物现象稳定发生、发展与变化的根本所在。

《周易》将宇宙万物概括为阴阳两个范畴,阴阳交感而化成万物,世界变化的动力和源头在于阴阳对立制约的矛盾运动。进而把天、地、人纳入由阴阳两个符号组成的六十四卦系统,形成万象归阴阳,阴阳生万象的对立统一。《周易·序卦传》说八卦的性质、八卦的构成和六十四卦的排列结构,都体现着天、地、人三者的紧密联系。人与天地宇宙有着深刻的统一性,共同构成一个不可分割的宇宙整体,进而形成天有怎样的规律,人也有怎样的规律。人的规律可在天的规律中找到根据,天的规律则必然在人的规律中得到反映。故《周易·系辞》说:"广大悉备。有天道焉,有人道焉,有地道焉,兼三才而两之,故六。六者非它也,三材之道也。"所谓三材之道,就是指《周易》六爻卦分别代表天、地、人,且天、地、人三材各占一阴一阳之位,从而表示三者皆以阴阳为其道。尽管三者的阴阳之道具体表现内容不同,但本质上人与天共有阴阳之理。

第二节　道家之"道先天地说"

道家在论述"天人关系"时,认为宇宙天地与人是相通相连的,联系天、地、人的中介是精气,认为天人一气相通,老子在《道德经》指出,"人法地,地法天,天法道",把"道"看成是宇宙之源、万物之本。

老子在《道德经》中说"道生一,一生二,二生三,三生万物,万物负阴而抱阳,冲气以为和"。这是老子对宇宙生成模式的描画。天、地、人及宇宙万物都是由"道"化生的,离开"道"一切将不复存在。道家把整个宇宙、人及天地间万物看作是一个有机整体,在这个整体中,人是小宇宙,天、地和万物是大宇宙,人身小宇宙,宇宙大人身。人身的小宇宙也有其"道",它与大宇宙同源、同构、互感。这些均可以用"气""阴阳"和"五行"进行阐释,人的生是精、气、神的凝聚,人的死是精、气、神的离散。所以,道家提倡持盈保泰,保持精、气、神的盈满状态,不能无故虚耗以致枯竭,生命便可健康长久。为此,道家提出了"积神生气""聚气生精""炼精化气""炼气化神""炼神还虚"的一整套系统的"性命双修"的修炼方法,以期最大限度挖掘人体潜能,使自我小宇宙与大宇宙的精、气、神相感、相通、相应,这便是道家的"天人感应",即"人天合一"。《道德经》构建了万物起源的整体观框架。老庄哲学思想充分体现了人与自然相统一的整体思想。道家创世哲学观点认为世界存在的根本是整体,部分从整体分化而来,从属于整体,不可脱离整体,整体决定和支配着部分。因此,认识世界必须立足于整体。要认识和把控部分,也应立足于整体。

道家认为道是万物之母,世间万物是由道生成,万物归一于"道",融合为一体。《道德经》第二十五章:"有物混成,先天地生。寂兮寥兮,独立而不改,周行而不殆,可以为天地母。吾不知其名,字之曰道,强为之名曰大。大曰逝,逝曰远,远曰反。故道大,天大,地大,王亦大。域中有四大,而王居其一焉。人法地,地法天,天法道,道法自然。"

"道"使宇宙混成为一,混成之一又呈现形态分化,形态分化形成不同个体,个体因浑融于"道"而相统一。

《庄子·外篇·知北游》提出了"通天下一气耳"的思想,并以"气"解"一",以"气"解"道",这些遂成为中国古代元气论的肇始,反映了道家对宇宙之本源的认识,反映了修道养生家天人相应、道气相通、以道御气、以气养生的元气论思想。庄子主张"天地与我并生,而万物与我为一"。人与自然万物为一体,是相统一的,宇宙中的一切都是相关联的整体。庄子认为要达到这种天人整体合一的状态,就必须通过"坐忘""心斋"等无为的方式,达到物我两忘的"逍遥"境界。这些也都充分地体现出了天人合一的整体观思想。

　　大道浑然一体,不能分割。人与人、人与世界万物紧密联系、和谐统一,说明了道的整体性和不可分割性。《道德经》第十章:"载营魄抱一,能无离乎?专气致柔,能如婴儿乎?涤除玄鉴,能无疵乎?爱民治国,能无知乎?天门开阖,能为雌乎?明白四达,能无为乎?生之畜之,生而不有,为而不恃,长而不宰,是谓玄德。"第二十八章中讲道:"知其雄,守其雌,为天下溪。为天下溪,常德不离,复归于婴儿。知其白,守其黑,为天下式。为天下式,常德不忒,复归于无极。知其荣,守其辱,为天下谷。为天下谷,常德乃足,复归于朴。朴散则为器,圣人用之则为官长。故大制不割。"知晓阳的显明重要,而且仍能坚守阴的柔和静谧,如同能包容天下之溪谷一般。能够如包容溪谷一般,就能维持优秀的德行,返本归元如婴儿一般纯真自然。声名显达虽能让自己尊贵荣耀,但仍能坚守低位而不矜,此为世人楷模。嘉德懿行,虚怀若谷,心处无极之境。虽知荣华显贵,却常怀谦卑柔顺之心,恰如溪谷包容天下,德高行远,自然质朴。朴木经过适当的雕琢,方可成为有用之器具。圣人用柔软谦卑之心,行光明正大之事,造福普罗大众,自然成为百官之长。故而,行事阴阳共存、刚柔并济,体现了一体两面、相辅相成的大治之道,不可分割独施。

　　《道德经》第三十九章:"昔之得一者:天得一以清;地得一以宁;神得一以灵;谷得一以盈;万物得一以生;侯王得一以为天下贞。其致之。天无以清将恐裂,地无以宁将恐废,神无以灵将恐歇,谷无以盈将恐竭,万物无以生将恐灭,侯王无以贵高将恐蹶。故贵以贱为本,高以下为基。是以侯王自谓孤、寡、不谷。此非以贱为本邪?非乎?故致数誉无誉。是故不欲琭琭如玉,珞珞如石。"

　　"一"在此指"气"。"气"就是"道"的物质体现。因此,上述之所有得"一",均指得"道"。这就是说,万物得"气"方得"道",因此才能彰显各自的"德"。譬如,"天"之大"德"就是"清",当"天"具备"清德",才能称之为天,才能保持长久。至于如何拥有"清德",还要得"气"。"气",宇宙万物的本元,永恒存在,无形可见,无处不在,无时不有。守"气"也就是"得一",其途径就是遵循"道"。所以从根本上讲,"天"只有服从于"道"才能长久,才能"清","清"是"天"的常态。"道"和"德"的关系就是这样阐明的:首先,"道"决定"德","德"是具体事物上最符合"道"的表现;其次,"道"是永恒、唯一的,而"德"是千变万化的;第三,"德"是万物常态的表现,是万物最稳定的那个状态。天因为浑融一体而清明,地因为浑融一体而宁定,精神因为浑融一体而活灵,虚空因为浑融一体而到处充盈,万物因为浑融一体而生长,侯王因为与百姓浑融一体而保持了统治地位——这些(清、宁、灵等德能表现)都是因为它们达到了浑融一体而自然达成的。《道德经》对"天人合一""天人一理"进行较详细的论述。故而,"一"者,天地之大道也。

第三节　《管子》之"精气说"

从气一元论出发,对生命起源、人体的结构等问题做出较为完整、系统的回答的,当首推《管子》。在继承气一元论传统的基础上,《管子》提出了"精气说"。认为"精气"是一种最精细的物质,是构成天地万物的基本元素,并从自然界包括人在内的有机统一体开始,展开了对"精气"的描述。世界上的万事万物,从物质现象到精神现象,都是由"精气"构成的,一切事物都是"精气"变化的结果。"精气"与自然界浑然一体,构成了一个从天上到地下,从鬼神到人间的相互纽结的网。精气与形相结合,二者配合适当之时便产生了人类。

人的生命,是形体和精神高度合一的结果。《管子·内业》:"凡人之生也,天出其精,地出其形,合此以为人。和乃生,不和不生。"气是构成人体和维持人体生命活动的物质基础,天地与人的生成联系在一起,只有当天地之气"合"之时,人才由此产生。有了精气,才会有人形,成形后,脏腑组织的生理功能在气的激发推动下开始运转,人便有了生命,随之而产生精神意识思维。《管子》的"精气说"从气一元论出发,把整个宇宙、天地间万物和人当作一个浑然整体,这一观点被《黄帝内经》所采纳,由此形成以"精气说"为基础的生命观、疾病观和治疗观。

《管子·水地》:"人,水也。男女精气合,而水流形。三月如咀。咀者何?曰五味。五味者何?曰五藏。酸主脾,咸主肺,辛主肾,苦主肝,甘主心。五藏已具,而后生肉,脾生膈,肺生骨,肾生脑,肝生革,心生肉。五肉已具,而后发为九窍。脾发为鼻,肝发为目,肾发为耳,肺发为窍。"《管子》建立了完整的阴阳五行说体系,运用阴阳五行的归类方法,将人体的脏器分为五类,以与木、火、土、金、水五行相配合,说明人体脏器之间相互联系的整体思想,建立了以五脏为主的人体功能系统。通过五味与人的五脏之间的联系,表明了人体功能系统与自然界之间的关系。

第四节 阴阳家之"大九州说"和"五德终始说"

在阴阳家看来,宇宙之万物是以阴阳五行要素为中心而与时空相配,并具有明确时空结构的整体系统。在气的基础上,进一步认为天地、日月、昼夜、明暗、水火、温凉等都是运动变化中一分为二的结果,因此也就抽象出了"阴"和"阳"两个相对的概念。

"五行",在《尚书·周书·洪范》中说:"五行:一曰水,二曰火,三曰木,四曰金,五曰土。"是古人对宇宙万物构成来源及其关于宇宙、世界万物和现象的运动、变化与发展规律认识的哲学体系。"五行"的"行"有"运行"之意,所以"五行"含有"变动、运转"这一非常重要的观念,也就是通常所说"相生"与"相克"。"五行"并不是说"金、木、水、火、土"这五种具体物质本身,而是指五种不同属性的抽象概念。它以"天人相应"为指导思想,以"五行"为中心,以空间结构的"五方",时间结构的"五季",人体结构的"五脏"为基本框架,把自然界中的各种事物,按其属性进行归纳。将人体的生命活动与自然界的事物现象联系起来,形成了联系人体内外环境的五行结构系统,用以说明人及人与自然环境的统一性。

《淮南子》把气与形神结合在一起,认为人体是由形气神三者构成的一个有机整体,三者在人体内各自发挥独特的作用,缺一不可。气是构成生命的基本物质,是生命活动的动力,形禀天地和父母之精气而成,依赖后天水谷精微之气及天地之精气而充身。神也是一种特殊的气,无形无象,神气驻舍于五脏,主宰于心。形体属阴,精神属阳,形神的本质都是气。《淮南子·精神训》:"精神,天之有也;而骨骸者,地之有也。"形体生成源自地气,精神生成源自天气。形神的本质均是气。形气神三者在生理上相互依存、相互影响,使生命活动得以协调运行。《淮南子·精神训》:"人之耳目曷能久熏劳而不息乎? 精神何能久驰骋而不既乎? 是故血气者,人之华也;而五藏者,人之精也。夫血气能专于五藏而不外越,则胸腹充而嗜欲省矣。胸腹充而嗜欲省则耳目清,听视达矣;耳目清,听视达,谓之明。五藏能属于心而乖,则勃志胜而行不僻矣;勃志胜而行之不僻,则精神盛而气不散矣;精神盛而气不散则理,理则均,均则通,通则神,神则以视无不见,以听无不闻也,以为无不成也。"

第五节　董仲舒之"天人感应"和"五行学说"

西汉初期,以《淮南子·天文训》和《史记·天官书》为代表的天文学和以《礼记·月令》为代表的历法知识的长足发展,对天象观察起到了理论总结作用,并形成了一个以阴阳五行普遍联系为框架的整体论哲学体系。在整个汉代,人与天地相参、天人相应是思想的主调,同时又强调人的地位和作用。《淮南子》《春秋繁露》承认天人相通,宣扬天人感应,以天地人相互参照,突出整体观念,并以直观类推为其建构理论体系。在汉代人思想中,人是天地的产物,但它与天地是并立而为三的。它的形体、德性是化天而成的。人是天的副本,是宏大宇宙的一部分。在汉《易》中,人是三才之道的中间环节。董仲舒有云:"仁之美者在于天,天,仁也。天覆育万物,既化生之,有养而成之,事功无已,终而复始,凡举归之以奉人。"故在董仲舒思想中,人是宇宙的目的与中心。《春秋繁露·天地阴阳》"天、地、阴、阳、木、火、土、金、水,九,与人而十者,天之数毕也。""人,下长万物,上参天地"。

董仲舒在前人的基础上建立了"天人感应"的完整理论体系,如他在《春秋繁露·阴阳义》中所云"天亦有喜怒之气,哀乐之心,与人相副。以类合之,天人一也"。董仲舒讲"天地之气,合而为一,分为阴阳,判为四时,列为五行"。(《春秋繁露·五行相生》)他说:"春,爱志也;夏,乐志也;秋,严志也;冬,哀志也。故爱而有严,乐而有哀,四时之则也。喜怒之祸,哀乐之义,不独在人,亦在于天,而春夏之阳,秋冬之阴,不独在天,亦在于人。人无春气,何以博爱而容众?人无秋气,何以立严而成功?人无夏气,何以盛养而乐生?人无冬气,何以哀死而恤丧?天无喜气,亦何以暖而春生育?天无怒气,亦何以清而秋就杀?天无乐气,亦何以竦阳而夏养长?天无哀气,亦何以激阴而冬闭藏?故曰天乃有喜怒哀乐之行,人亦有春夏秋冬之气者,合类之谓也。"(《春秋繁露·天辨在人》)"天地之行美也。是以天高其位而下其施,藏其形而见其光,序列星而近至精,考阴阳而降霜露。高其位所以为尊也,下其施所以为仁也,藏其形所以为神也,见其光所以为明也,序列星所以相承也,近至精所以为刚也,考阴阳所以成岁也,降霜露所以生杀也。为人君者,其法取象于天。"(《春秋繁露·天地之行》)人类社会的法则取系于天,天与人"合类之谓也"。天与人之所以能够"合类"而相通,能够相感相应,关键就在于天的功能与人的功能是相类相合的。他将人、天以及阴阳、五行、四时、物候、方位等组合为一个有机的大系统,通过这个系统的运转、运行来功能性地将天与人统一起来,成为宇宙结构的系统论。在天人相构成的宇宙系统中,人与天在功能性的层次和意义上相感相应而互相导通。人与天沟通起来,这是人与天"合一"的存在和表现形式。董仲舒在建构"天人感应"论思想体系过程中,吸收了阴阳、五行观,确立了天人之间通过阴阳五行运行中的相感相应,使天人系统模式最终形成,是以天人感应为核心的天人合一论。

汉代哲学从整体的角度看待天地人,认为天地人虽各有特点,但却不是孤立的、封闭的,而是通过阴阳五行相互贯通,成为一个包罗万象、变化日新的有机统一整体。整体论具有整体性、结构性、有序性和最优化等基本特征。而其中的"整体性原则",即用整体的观点看待万事万物,这是整体论的最核心原则。宇宙是一个有机和谐整体，万物依阴阳消长和五行转换而兴亡替代。天、地、人之间由于都有阴阳五行而相互贯通，具有通应关系，可以相参、相感。如果按类别和层次将其联系起来，就能找到天人之间相互联系、相互制约的系统结构。

第六节　程朱理学之"天人一理"

到了宋代，中国传统文化的基本结构已经形成，儒家"天人合一"思想进一步成熟，源自孟子的天人观的宋明理学和张载的"天人合一"思想，以及"二程"的理论都进一步发展了孟子和董仲舒的"天人"理论，其主要观点认为，人与天地万物为一体，并且引入博爱思想，在此基础上同时肯定了天道与人道的同一。朱熹又提出了"存天理，灭人欲"，将天理、人欲发展到极端，认为只有这样才能达到"天人合一"的圣人境界。

纵观儒家对"天人合一"思想的发展，可以看出，"天人合一"思想已成为儒家的核心思想。儒家的"天"具有道德的含义，也就是道德之天。"合一"也就是"统一"，是指双方相互联系且有不可分离的关系，当然"合"不是简单地"天""人"相加，是超越这种简单相加之和，是一种整体的概念。

天人合一就是人与自然的和谐。"天人合一"的完整说法最早是由张载提出来的，他认为"太极"生万物，人的生命存亡就是太虚之气的聚散，且属天地间自然而然。据此，万物和人都是由气构成的，气中所固有的神也就构成了人物之性。因此，张载的气包括"虚而神"的气之性，具有本体的意义。尽管也提到了理，但理只是气运动的条理或法则，并不具有本体的性质。"儒者则因明致诚，因诚致明，故天人合一，致学而可以成圣，得天而未始遗人"（《正蒙·乾称》）。张载在此明确提出了从分裂的世界中必须把握天与人二者是一个不可分割的有机整体，认为只有这样，学才可入圣，进入到天人一体而"得天而未始遗人"的最高境界。

宋代理学的开创者周敦颐在其代表作《太极图说》指出："无极而太极……无极之真，二五之精，妙合而凝。'乾道成男，坤道成女'，二气交感，化生万物。万物生生而变化无穷焉"。朱熹在此基础上进一步阐释,在《朱子语类》卷九十四中指出"圣人谓之太极者,所以指夫天地万物之根也。周子因之,而又谓之无极者,所以大一作著夫无声无臭之妙也""太极非是别为一物,即阴阳而在阴阳,即五行而在五行,即万物而在万物"。他认为太极包含理、气,理、气相依而不分离,并以理为宇宙本原,强调"理与气本无先后之可言""理在气中""若气不结聚时,理亦无所附著"。气流行生化为物,太极之理化为万物之理。万物之理、气,不同于作为其本原而无生无灭的太极理、气。

程颢、程颐说:"天人本无二,不必言合。"(《二程遗书》),他们认为天与人本是一个东西,不存在"合"的问题,否认这二者的差别性和对立性,强调天人本就相通,把世界的统一推到了绝对化的地步。他们将理上升到本体的高度。程颢云:"天者,理也。"认为天理是宇宙的本原,理生气,气生天地万物;程颐认为"所谓万物一体者,皆有此理,只为从那里来""理则天下只是一个理,故推至四海而准,须是质诸天地,考诸三王不易之理。"(《二程集(上)》)在二程看来,万物都有理,理是万物的本原,而且是永恒存在的。二程的思想是对张载"天人合一"思想的继承和发展,是更高程度上的"天人合一"。

宋代理学集大成者朱熹对"天人合一"的认识又赋予了新的思想,他提出"天人一理"说。朱氏视"天理"为"天人合一"的哲学基础,认为理是宇宙万物的本原。他说:"未有天地之先,毕竟也只是理。有此理,便有此天地,若无此理,便亦无天地,无人无物。"(《朱子语类》)明确规定了天理的形而上学本体论地位,确立了"理在事先"的基本原则。他认为理是天地万物生成的先决条件和必然基础,"天下之物,皆实理之所为,故必得是理,然后有是物"(《四书章句集注·中庸章句》)。理以气为中介,构成具体事物,人作为万物中之一物,自然也是理的体现者,故而天人一理。

理学家建构和提出了一个前人所未及的"天人合一"理论,使"人天同构"思想得到了理论上的升华。"天"和"人"两个范畴为"天人合一"奠定了理论基石,使理学天人关系真正升华为哲学形式,而"天人合一"使"天"

和"人"真正融为一体,使人与世界成为和谐的统一整体。"天人合一"是理学天人关系理论体系组成的最核心的部分,是理学天人关系理论的原点,天人关系即是"天"与"人"相融相合的关系。

从以上可以看出,古代天人合一整体观是中国传统思维方式最基本、最突出的特征之一。中国传统思维方式的整体观则是建立在整体性方式基础之上的,即从整体的角度出发,把宇宙视为生生不息的无限过程和不可分割的统一整体,着眼于事物之间的相互联系和相互作用。对于具体事物,不能把它当作一个独立的实体或元素去进行分析,而应着重于对它功能的理解和把握。中国古代的哲人们一般把世界概括为天与万物或天与人两个最基本的部分。这个天(天道、天命、天理)不是实体,而是宇宙整体性的代表。它无所不在,无所不包,弥漫一切,贯通一切,统摄万物,主宰化生。人与万物也不具有独立实体的意义,它们被天道所统摄,又以自己的独特功能体现天道,包含天道。同时,它们亦处在生灭循环的过程中,彼此相连而存在,相通而变化。因此宇宙万物之间、人与万物之间不存在绝对界限,而是相互映现、相互感应、相互贯通、相互联系成为一体,整体体现部分,部分体现整体。所谓"天地与我并生,而万物与我为一"(《庄子·齐物论》),"人人有一太极,物物有一太极""天即人,人即天。人之始生,得于天也,既生此人,则天又在人"(《朱子语类》)。而人与草木瓦石的区别,不在于形体或具体属性的不同,而在于人能够自觉地体认天道,效天法地,从而"得天地之全能,通天地之全德"(《原善》),达到天地万物一体的境界。"天人合一"是中国文化最基本的思维方式,它具体表现在天与人的关系上。它认为人与天不是一种主体与对象的关系,而是处在一种部分与整体、扭曲与原貌或为学之初与最高境界的关系之中。中国古代最主要的儒家、佛教、道家思想都主张"天人合一",强调功能性,强调时空形神的多维联系。"万物一体""天人合一"是中国古代整体观的最集中体现。这种从相互联系的角度理解事物,从总体上把握宇宙的思维方式,更易于接近世界的真实面貌,也符合现代系统论的某些原则。中国古代的哲人们以这种方式把握宇宙,在社会政治、伦理、美学等方面发展了一套独具特色的理论,推动了我国早期科学技术的产生和发展,在某些领域取得了领先的地位。

但是,如果说中国古代整体性思维的缺陷,可能就是其不易量化,不能解释系统内部组成成分及其动态变化过程,具有不可讳言的主观性。"天人合一"思想强调宏观规律,忽视微观认识。注重自然伦理道德的意义,而缺乏对自然规律的深入探索。

中国古代哲学的"天人合一"整体模式认为人与其他万物相比具有无可比拟的优越性。人是万物之灵,最能体悟天道。儒家孟子提出"万物皆备于我""我善养吾浩然之气"等。这种人与天地万物同体的观念将人与天地并提,相信人只要充分发掘自己的本性,"修身养性",进而"齐家治国平天下",体认天道,便可赞天地之化育,辅万物之自然。因而它并不追求外在世界,偏重对人的自身内在价值的探求,强调发挥人的自觉能动性。这种主体性原则赋予了中国人积极进取的精神,推动着人们积极参与社会生活,形成了重视社会人伦、道德修养与致思实用的倾向。中国古代的农业科学技术、医学、天文历法、数学等都曾居世界的领先地位,四大发明更是中华民族的骄傲,在此基础上本应提升出科学理论和体系,而科学思维却长期停留在经验水平上,没有实现突破性飞跃,这其中可能有更深层次的原因。

综上所述,中国传统整体观思维方法虽然有无可替代的优点,但也有不足。它对中国古代辉煌文明的产生和发展发挥过积极的作用,但可能也是造成近代中国科学技术落后的因素之一。应实事求是地对其积极和消极的两个方面进行研究,不能采取全盘否定的民族虚无主义或全盘肯定的唯我独尊的国粹主义态度。传承精华、守正创新才能赋予整体观这一中国传统文化以新的生命力。

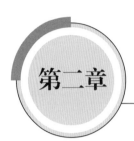

第二章　整体观的中医认识论

中医学的发展始终坚持整体观的哲学指导，"天人合一"理念始终贯穿中医理论体系，充分体现在中医基本理论和临床思维的整个过程之中。从神造论开始，到天人同构，人与宇宙一体，从以气为特质，以阴阳五行为架构，到以天人同理为模式，以格物穷理为手段。其不同历史时期的不同特征与内涵，给中医学的发展带来了不同的影响，对其之间关系的研究，有助于揭示中医学基本理论萌芽、形成、发展、完善过程的内在规律，从而正确处理好中医学理论继承、发展的关系，使之富有新的内涵，实现新的发展。

"天人合一"的哲学思想，作为中国传统文化的基石，尽管在中国传统哲学发展过程中每个时期都有不同内涵，每个时期的"天人合一"观念的确包含着许多合理因素和丰富内涵，甚至在个别时期达到了先进水平，可以说数千年的这种文化传统已成为中国人认识世界的深层文化底蕴和认知自觉。同样，它也深刻地影响着中国传统医学，并对中医学理论的形成和发展起到了积极的推动作用和指导作用。尤其是强调人与自然一体，反对把人与自然截然分开，甚至对立起来的形而上学的观点，赋予了中医学整体观念的独特优势。但都不可避免地带有历史的局限性，当然在历史的不同时期，其消极因素也给中医学带来了负面影响，但毕竟是非主流的、次要的和可以忽略的。今天我们讨论"天人合一"的不同内涵和本质，旨在汲取其养分，树立新的天人观念，进而把认识世界与认识人类自身健康及疾病防治问题紧紧联系起来，完成这种哲学思考方式的现代转换，遏制现代人科技理性的过度膨胀，从而更深入地诠释中医学理念，把握中医学特质，并更进一步地发展中医学。

第一节　中医"天人合一"整体观概述

　　有关天人关系问题的研究,可以说是中国古代哲学的永恒主题。中医学根植于中国传统文化的沃土之中,以中国古代哲学的认识论、方法论及价值观为其指导思想。王夫之"言道者必以天为宗也,必以人为其归"(《尚书引义》),即讲天总要落实到人。中国古代哲学家认识自然不是要建立一个纯粹以自然为研究对象的自然哲学体系,而是以"人"为出发点,通过人与自然的关系认识自然,是要回答人何由产生,人生而即有的本性是什么,人应该怎样生活,人生、社会的理想是什么。因此,研究中国古代天人关系,从哲学高度审视中医学理论,有助于揭示中医学的认识论、方法论和价值观,搞清中医理论建构及演变的过程与规律,厘清中医学与中国文化的关系,把握中医学的特质;同时,甄别天人关系理论对中医学理论产生的各种影响,明晰中医学中文化与科学的关系,有助于准确把握中医学的科学问题,发展中医文化,完善中医学理论,促进中医学术的健康发展;另外,阐明中医学中的天人关系理论,也可以为中国哲学研究提供资料和新的视角。

一、天人关系的含义演变对中医的影响

　　中国古代哲学各学派中,对于"人"的解释基本一致,都是指现实社会的人类和人群,但对"天"的理解则众说纷纭。中国古代天的含义基本可概括为自然之天和主宰之天,自然之天既可以指作为物质存在的天或自然界,也可以指一种自然而然的状态。主宰之天是指宇宙万物的最高主宰,而人格之天、运命之天、义理之天等都是对主宰之天的不同表达形式,也可以归为主宰之天。古代中国哲学中的天其实是自然之天与主宰之天相结合,自然之天是对天的物质载体方面而言,主宰之天是对天的精神内容方面而言,二者缺一不可,是天所具有的两层含义。中国古代哲学在对天人关系的探究中,出现了诸如"天人感应""天人同类""天人合德""天人一气""明于天人之分""天人不相预"等观点。直至北宋时期,张载明确提

出了"天人合一"思想,为天人关系争论画上了句号。此后,在天人关系的讨论上,基本没有脱离"天人合一"的思想内核。可以说,"天人合一"在宋代以后成为中国哲学处理天人关系的基本原则。

"天人合一"思想充实了中医理论体系的整体观。研究中医必须"上穷天纪,下极地理,远取诸物,近取诸身,更相问难"(《黄帝内经》),即"上知天文,下知地理,中知人事"。在这种世界观指导下形成的中医理论整体观贯穿到中医学理、法、方、药各个方面。《素问·生气通天论》曰:"天地之间,六合之内,其气九州、九窍、五脏、十二节,皆通乎天气。"《素问·宝命全形论》曰:"天覆地载,万物悉备,莫贵于人,人以天地之气生,四时之法成。"说明人是万物中最宝贵的,其生命活动与天地环境变化息息相关。《素问·离合真邪论》曰:"天地温和,则经水安静;天寒地冻,则经水凝泣;天暑地热,则经水沸溢;卒风暴起,则经水波涌而陇起。夫邪之入于脉也,寒则血凝泣,暑则气淖泽。"《素问·八正神明论》曰:"是故天温日明,则人血淖液而卫气浮,故血易泻,气易行,天寒日阴,则人血凝泣而卫气沉。"指出气候变化对人体生命活动有深远的影响。

二、"天人合一"与中医理论的建构

先哲主要采用了以象论理的思维方式总结天与人的共同规律,明确阐述了天地与人有共同的物质基础,遵循共同的规律。象是指事物内在本质表现于外的征象,它时刻反映事物本质的变化。以象论理是中国古代一种极为常用的思维方式,如《周易·系辞》云:"仰则观象于天,俯则观法于地……近取诸身,远取诸物。"古人发现天与人均可从气、阴阳、五行的理论观点来加以认识与诠释。气是构成宇宙万物最本源的物质,古人在观察自然现象时,从昼夜变化、风向变化、四季变化、人体呼吸之气等现象,概括出自然界万物的运动变化都是依靠气的升、降、聚、散等形式推动实现的,气的运动变化孕育着宇宙万物。天气下降,地气上升,天地之气的升降运动产生万物,事物的存在也离不开气的聚散运动,气的升降聚散运动变化使不同形态的事物发生着相互转化,也使有形之体发生着自我更新。同样人体的生命活动离不开气的升降出入,如《素问·六微旨大论》云:"出入废则神机化灭,升降息则气立孤危。故非出入,则无以生长壮老已;非升降,则无以生长化收藏。"因此气的运动变化规律是天人共同遵循的规律。

古人受日光向背的启发,创造了"阴阳"的概念,规定了阴阳的属性,把自然界的气划分为阴阳二气,在天之气为阳,在地之气为阴,阳气降,阴气升,天地阴阳二气交感化生万物。同时古人把世界万物及现象的属性抽象概括出来也分为阴阳两类,阴主凉润、宁静、抑制、肃降;阳主温煦、推动、兴奋、升发。阴阳二气的相互作用推动着宇宙中一切事物和现象的产生和变化。如《管子·乘马》云:"春秋冬夏,阴阳之推移也;时之短长,阴阳之利用也;日夜之易,阴阳之化也。"说明四时与昼夜的更替是阴阳共同运动变化、相互作用的结果。阴阳二气的运动变化同样推动着人体生命的一切活动,两者的运动和功能有序和谐,平衡稳定,人体则健康,这便是《素问·生气通天论》讲的:"阴平阳秘,精神乃治。"因此阴阳的运动、变化规律是天人共同遵循的规律,正如《素问·阴阳应象大论》所云:"阴阳者,天地之道也,万物之纲纪,变化之父母,生杀之本始,神明之府也。"

随着实践经验的丰富,认识水平的提升,古人逐渐认识到木、火、土、金、水五种物质是人类生产和生活中最常见和不可缺少的基本物质。如《尚书正义》云:"水火者,百姓之所饮食也;金木者,百姓之所兴作也;土者,万物之所资生也,是为人用。"在生产和生活实践中,人们发现了这五种物质相互作用,可以产生新的事物,如《国语·郑语》云:"以土与金、木、水、火杂,以成百物。"因此,人们就将宇宙本原之气分化成木、火、土、金、水五种基本物质,并对这五种物质的属性进行概括,命名为五行,并总结其特性。古人运用取象比类和推演络绎的方法,把自然界中各种事物和现象归属于五行,以五行学说理论来阐释自然界的运动变化规律。受"天人合一"思想的指导,人的生命及生命活动规律也可以运用五行学说来进行诠释,于是通过对人体生命活动、生命现象进行抽象概括,按照五行的特性也分为五类,归属五行,形成五脏,总结出以五脏为中心的生理病理系统,并借助五脏系统与自然界的相互感应,运用五行的相生相克规律来阐释五脏之间生理和病理的相互联系、相互影响,对疾病的诊断和防治起到了指导作用。

总之,气、阴阳、五行的运动变化规律是自然界中万事万物共同遵循的规律。古人在研究天人一理的过程中发现天与人时刻交相呼应,以"天人一气"为理论基础,构建了天、地、人三者和谐统一的一个大系统、大整体,以此指导临床诊疗和养生防病。

在先秦诸子中,范蠡、子思、荀子都提到了天人相参相应,但十分零散,且没有进行拓展论述,形成体系。如"夫人事必将与天地相参,然后乃可以成功"(《国语·越语》),"唯天下至诚,为能尽其性……能尽物之性,则可以赞天地之化育;可以赞天地之化育,则可以与天地参矣"(《中庸》),"故天地生君子,君子理天地,君子者,天地之参也……"(《荀子·王制》),"天行有常……应之以治则吉,应之以乱则凶。"(《荀子·天论》),在道家"天人合一"思想的影响下,确立了以人为重心的中医学整体观。首先,中医认为人是自然界分化的产物,确立了"天人相应"观,从运气、四时、正邪等关系认识和调控人的健康与疾病;其次,中医认为整个人的生命活动是基本存在,把这一基本存在的正常与否,作为认识和调控的重心,建立了辨证论治体系。这种整体观,成为中医学区别于西医学的本质特征之一。

天人合一可从天人同源、天人同构、天人同道三个方面解构。

天人同源是中医理论体系构建的基础。古人认为气以精微无形、连续无间的状态存在在天地万物之中,是构成天地万物的最本源物质,它运动不息、不生不灭,是自然万物交相感应的媒介。事物之间的感应方式主要有两种:一是同气相感,即性质相同的事物之间的相互感应,也称为"同气相求"。二是异气相感,即性质不同的事物之间的相互感应。《黄帝内经》基于先秦元气论思想,用气来解释天、地、人的构成和运动变化,并且通过观察气的生成、运行、变化规律来阐释人体的生理、病理变化,指导疾病的诊断、治疗和养生等,形成了以气为核心的思想理论体系。同时《黄帝内经》明确提出了气化的概念,并对气化理论进行了深入的论述。后世医家则进一步将哲学本原论的元气概念引入中医学领域,一方面阐释了人体与自然万物的统一性,另一方面又将其深化为本体论的概念,丰富了元气的内涵,论述了元气的生成、功能、病理变化及诊断与治疗等问题,使元气论成为中医学术体系的重要组成部分。另外,不同历史时期的哲学家都将太极作为展示宇宙终极本原及其无限性的哲学范式,太极所揭示阴阳一体的和谐模式、"物物一太极"的全息思想等,经过金元医家的拓展,在明代发展成为人身太极的肾命学说。

天人同构是中医理论体系建构的框架。中医学在早期常常借用数术时空观来整理、诠释对人体的认识与经验,认为人的身体与天地在结构、构成原理、功能上具有相似性。所谓人身小宇宙,天地大宇宙。使得中医学在理论建构中,将对阴阳、三才、五行、七数、九宫的结构模式的认识,类推到人体,进而借用同气相助、异气相感的规律来说明人体生理病理变化乃至诊疗等基本问题。从较高层次的"天地人三才"医学模式,到太阴、少阴、厥阴和太阳、少阳、阳明的三阴三阳经脉诊疗模式及五运六气模式,乃至中医脉诊体系的构建、治则治法、方剂配伍等,无不贯穿着天人同构的思想。中医经络理论的构建,从历史角度而言,有四经与四方四时模式、"天六地五"与十一脉模式、十二月与十二经脉模式、二十八宿与二十八脉模式,其形成的基础也都是基于天人同构的理念。

天人同道是中医理论体系建构的理论依据。由于人与自然同源于"气",具有相同的结构,所以,人与自然万物之间也具有相同的阴阳消长及五行生克制化等规律。以此类推,即可构建"时藏阴阳"相关理论与"五行时藏"相关理论。中医学在天人合一观与阴阳五行学说基础上建构起时间医学理论,认识到时间因素对人体生理、病理的影响,并在诊断与治疗过程中结合时间因素加以论治。中医学理论体系的一个重要学术内容和特点就是对人体生命节律的认识和应用,对中医学术的发展及临床实践有重要的意义。中医学在没有经过系统的实验性研究的情况下,从理论上提出气血循环,正是基于天人合一观及与之相关的取象比类思维方法。此外,水的隐喻也是古代医家认识人体生命活动的重要方法。水是人类生命活动必不可少之物,因此,中国古代思想家常假定自然界与人类社会乃至人体自身有着共同的变化规律,古人通过河流隐喻经脉,类推出人体经脉及其循环运动。

三、"天人合一"与中医临床实践

天人合一观从天、地、人一体,天人合德及天人合道的角度,描绘了人生的价值取向和人生境界。人作为宇宙天地万物的一部分,应该与其他物类一同遵循天地自然规律。因此,中国哲学各流派共同的价值取向就是基于天地之道,引出为人之道。这一价值观在中医学中也得到了充分的体现。中医学认为"中和"是人类生存延续、生命活动维持整体平衡稳定的必要条件。因此,中医养生及诊治疾病也以"中和"为最佳境界和最终追求,目的是要达到人与自然及人体形神之间的有机和谐。

基于天人合一、时藏相关的基本认识,中医学将对人体生理病理节律的认识与临床实践紧密结合起来,形成了颇具特色的因时诊断方法,即根据疾病的时间节律特点分析判断疾病的病因、病位、性质和发展趋势等,主要体现在疾病节律与因时诊断、脉象节律与因时诊断等方面。其中有关脉时规律的认识,主要有阴阳脉时关系、五行脉时关系、三阴三阳脉时关系等,而临床应用最为广泛的是五行脉时关系模式。同时,中医在对疾病的治疗过程中,也十分重视时间因素的影响,在临床实践与模式推理的基础上,提出了诸多有关时间节律治疗的理念及方法。

中医学认为,不同地理环境背景造成人们的生活条件、饮食构成、风俗习惯的差异,从而造成不同地域人群体质和疾病的差异,故治疗疾病选方用药应当考虑地域差异。主要涉及地理环境与发病、人体寿夭与气化迟速、高下寒热制宜及方位气异制宜等方面。

中医学在天人合一观的指导下,强调养生也必须"法天则地",顺应自然界阴阳消长、五行更迭的规律,使人体生命活动节律与自然界生、长、化、收、藏的时间规律相协调。对此,古今医家均有大量的论述,主要可分为四时养生法、逐月养生法、一日四时养生法等。

　　《黄帝内经》搭建了中医学天人相应思想理论的基本架构,历代医家通过临床实践,不断丰富和完善了天人相应思想。《黄帝内经》天人相应理论的目的就是探求并掌握自然运行的规律,运用天人相应的规律寻找适当的养生方式方法,寻求防治疾病的根本原则,全面更好地为人类的健康服务。《黄帝内经》是中医学理论体系确立的标志,"天人相应"的整体观是这一理论的指导思想,对中医基础医学研究和临床实践活动发挥着无法替代的指导作用,同时,也预见性地指明了现代医学研究发展的必然方向。充分显现了中国传统哲学思想的强大智慧和深远影响,为现代医学的基础研究和临床诊治提供了导向性的理论。

　　在不同时空条件下,"天人合一"整体论所展现的形式是有区别的,而且人在不同时空条件下,对此的理解也是有差异的。于是历史上就产生了中医异彩纷呈的学术争鸣和学术流派。

第二节　中医"天人合一"整体观的历史演进

　　整体观在不同历史时期有不同的表述,不同时期的"天人合一"观的不同内涵,也给中医学的发展带来不同的影响,并深植于中医学基本理论和临床思维的整个过程。从中医学整体观的发展演变脉络来看,可分作春秋以前殷周时期的萌芽、先秦时期春秋战国的奠基、秦汉时期的发展、宋明时期的完善四期。

一、殷周时期中医学的"天人合一"观——以神学为本源,以巫为载体,发轫了中医学理性思维

　　在殷周时代,我们的祖先虽然有一定的理论思维能力,但在意识形态领域中占主导地位的是原始宗教,还不是哲学,这是因为当时的自然科学水平低下,还不足以认识整个自然界的发展规律的缘故。因此对诸如风、雨、雷、电、地震及疾病等自然现象,还不能给予正确解释,于是便认为有一

种超自然的神(或祖先)支配着一切,于是"大祝""大卜"和"司巫"等便应运而生,所以中国原始宗教的表现形态就是天命观,"宗天"观念构成了殷代文化的重要特色,而宗天与祭祖在殷人那里是密不可分的,天、帝、祖、神、鬼属同一范畴,都是大千世界中游荡不息的神灵,统统都在殷人的顶礼膜拜之中,祖先、上帝、神灵、天在远古(夏商周以前)与人、人际、子孙、社会是可以沟通交流,相互影响的。而天、帝等与人相联系的纽带则是巫、史,因为巫、史有较多的历史、文化知识,甚至最先掌握文字记事,是各种文化活动的核心人物,范文澜指出:"庶民劳动,培养出拥有较高知识的人物巫与史。巫、史都代表鬼神发言,指导国家政治和国王行动。巫偏重鬼神,史偏重人事。巫能歌舞音乐与医治疾病,代鬼神发言主要用筮法;史能记人事、观天象与熟悉旧典,代鬼神发言主要用卜法。"可见巫、史充任了沟通人神的主角,也就是天人相合的结合点。因此,可以认为"天人合一"的原始观念起源于巫术礼仪,而"天人合一"命题中的许多基本范畴、观念都是这种原始观念直接人文化和理性化的结果。

　　"天人合一"萌芽阶段的这种认识观同样在医学领域中得到了运用和体现。甲骨卜辞中,疾病称之为"疒",这一时期,人们对疾病病因的认识,尚不具备对"内因"的思考,而是仅仅限于"外因",而在"外因"中,多是对超自然病因的思考,即将病因归结为天的旨意,鬼神作祟。这种疾病观受限于人类对客观世界较低的认知能力与认识水平,既然疾病是天帝、鬼神致使,故而治疗上亦采之以巫术,利用卜筮诸法寻找征兆指示,利用包含超自然力量的各种方法来治疗疾病。因为这种近似心理疗法的巫祝只能给患者以精神上的慰藉,而不能尽治百病,故而把针灸、按摩、药物亦作为辅助治疗,因此当时"巫""医"常连属并称,在这方面古代文献有较多的记载,如《管子·权修》曰:"上恃龟筮,好用巫医。"《韩诗外传》曰:"俞跗之为医也,榒木为脑,芷草为躯,吹窍定脑,死者更生。"《说苑·辨物》也曰:"吾闻古之为医者名曰苗父,苗父之为医者,以菅为席,以刍为狗,北面而祝,发十言耳,诸扶而来者、举而来者,皆平复如故。"《山海经·大荒西经》曰:"大荒之中……有灵山,巫咸、巫即、巫盼、巫彭、巫姑、巫真、巫礼、巫抵、巫谢、巫罗十巫,从此升降,百药爱在。"说明巫在占卜祈祷的同时,也往来灵山,采集百药给人治病。综上可以看出,"天人合一"的本源在于远古巫师的通神灵、接祖先,而这一观念在医疗活动中也得以体现和被运用,因此人类早期的医学中才具有了鲜明的巫医特色。并且在整个古代医学构成和医学体系中,巫一直伴医而行,在古代医学构成方面,如隋代太医署中置"祝禁博士";唐代四类医生中,即有一类为"咒禁师";宋代太医局医学九科含"金镞兼书禁科";元、明两代的太医院亦皆有"祝由科",此外,古代医学体系中的巫术与科学内容也往往是呈并行发展趋势。《黄帝内经》中关于祝由术和占梦术的论述,即是以语言的咒祝来驱赶病邪和以梦兆来解释病因,如《素问·移精变气论》说:"余闻古之治病,惟其移精变气,可祝由而已,今世治病,毒药治其内,针石治其外。"而宋代《圣济总录》"符禁门"的文字长达6万余,有符300余道。即使唐代著名医家孙思邈《千金翼方》卷十八,亦认为凡是病,都是鬼引起的,一日十二时发病不同,是由于致病的鬼不同。对于由鬼引起的病,必须用咒禁驱鬼治疗,《千金翼方》卷二十九、三十是《禁经》两卷。行咒禁以前,要沐浴斋戒。咒禁的过程和巫术没有差别,究禁所治的病,有精神病、疟疾,也有疮肿、喉痹、金疮。又如盛行于宋明时期的所谓"太素脉",即以人的脉象预知吉凶祸福、贫贱富贵等等,可以说带有明显的神秘色彩,因此目前学术界对巫医一直持否认态度。但客观而论,医学发展的历史还少不了巫医这一环节。巫医固然有阻碍医学发展的一面,但其能操药以疗疾和采用巫祝的这种特殊的心理疗法,比原始人类本能性的医疗活动已经有了很大进步。

更为重要的是巫术活动所采用的基本思维方式"接触律",即认为凡事物一旦相互接触过,他们之间将始终保持着某种联系,即使他们早已相互远离。这种理性思维运用于医疗活动,在促进经验医学向理论医学发展方面起到了至关重要的作用,值得注意的是这种基本的思维方式实际上也是中国古代医学理论体系中许多"科学内容"赖以建立的基础,因此在古代医学中往往形成了巫术与科学分界的不确定性。如与接触律有关,最值得注意的"成功事例"是人痘接种法的发明,即令未患过天花的小儿穿着病愈患儿之衣,或取病愈者的疮痂移植到未患过天花者身上,以实现"引胎毒外出"的目的。发明者的意图即在于要借助患者身上之物(衣服、痘痂或脓汁)引导未患病者身上潜藏的"胎毒"外出。这种病因与治疗方法的理论性解释一直延续到牛痘接种术传入中国以后,最重要的牛痘接种法著作即名为《引痘略》。人痘接种法之所以能够在没有任何病毒学、免疫学理论基础的条件下产生,成为造福于人类的一大发明,恰恰是由于简单的"接触律"思维方式。实际上,对于科学与巫术的关系,许多学者都有客观论述,如著名英国学者李约瑟博士曾论述过"科学与方术在早期是分不开的"。因此,可以说以神学为本源,以巫为载体的先期"天人合一观"思想,使得比较质朴的医药经验和朴素的知识披上了一层灵光,在医学史上形成了一个医巫合流的混杂阶段。夏商处于这个阶段的鼎盛期,到了周代,巫医消长的趋势已出现反差,医药知识与经验开始逐渐从医巫合流的堤岸中分流而出,按其自身规律发展,而且愈向前发展,医巫的流向分歧愈明显,巫渐渐转向下层位文化和神秘主义,医学最终与巫术分道扬镳了。

二、先秦时期中医学的"天人合一"观——以"人与宇宙共体"为特征,以"人与自然和谐统一"为准则,赋予了中医学整体观念

(一)《周易》"天人合一"观对中医的影响

百家争鸣的春秋战国之交,是我国古代哲学的奠基时代。在这一时期哲学家探讨的命题是世界的本源,而首开其例的是《周易》。《周易》分《易经》和《易传》两部分,《易经》中没有明显地反映出"天人合一"观,但书中六十四卦象依次排列所代表的宇宙间人事的历程,确实包含了世界万物都是由阴和阳两种元素相互作用演化而成的思想。值得注意的是,从《易传》对《易经》解释中首先可以看出自然界的本源是阴、阳和人与宇宙共同构成一个整体的"天人合一"思想。如《周易·序卦传》说:"有天地然后有万物,有万物然后有男女。有男女然后有夫妇,有夫妇然后有父子。有父子然后有君臣,有君臣然后有上下。"即"天地"为始有,万物和人是后来衍生的,可以看出《易传》的解释,八卦的性质、八卦的构成和六十四卦的排

列结构都体现着天地人三者的紧密联系。人与天地宇宙有着深刻的统一性，共同构成一个不可分割的宇宙整体，进而形成天有怎样的规律，人也有怎样的规律，人的规律可在天的规律中找到根据，天的规律则必然在人的规律中得到反映。

其次，通过《周易》将宇宙万物概括为阴阳两个范畴，阴阳交感而化成万物，世界变化的动力和源头在于阴阳矛盾运动。进而把整个世界、天地、人纳入由阴阳两个符号组成的六十四卦系统，形成万象归阴阳，阴阳生万象的对立统一。故《周易·系辞》说："《易》之为书也，广大悉备。有天道焉，有人道焉，有地道焉，兼三材而两之，故六。六者非它也，三材之道也。"所谓三才之道，就是指《周易》六爻卦分别代表天地人，且天地人三才各占一阴一阳之位，从而表示三者皆以阴阳为其道，尽管三者的阴阳之道具体表现内容不同，但本质上人与天共有阴阳之理，"三才"之道作为天人合一的一种形式，被中医学所引用，表现在诊法上，即三部九候诊脉法；表现在针灸取穴上，出现了天、地、人三才取穴法，即督脉百会在上应天，任脉的神阙在中应人，肾经的涌泉在下应地。此外，在针刺提插补泻的有关论述中，也将针刺深度分为天、地、人三部。而明代针刺手法中多次提到的九六补泻，其九六数的最早记载亦源自《周易》，九数代表阳为天数，六数代表阴为地数。

《黄帝内经》将《周易》"天人合一"整体思想吸收到医学领域，提出："人与天地相参"的观点，认为人体和自然界服从统一的规律，《素问·气交变大论》中指出："夫道者，上知天文，下知地理，中知人事，可以长久。"所以观察人体生理病理变化，不能仅仅孤立地着眼于机体本身，而应看到人与自然界存在着有机联系，只有像《周易》所阐明的把天道、地道、人道相互结合起来，综合观察，才能正确把握医理。这种天人相融的整体观念，使中医理论形成了不同于西方医学的独有品格和特色，不仅如此，《黄帝内经》还直接吸收《周易》的阴阳学说，指出："阴阳者，天地之道也，万物之纲纪，变化之父母，生杀之本始，神明之府也，治病必求于本。"并将其与古代医学科学成就相结合，认为人体也是由许多阴阳对立的双方构成的一个复杂系统。此外,《周易》的取象比类、运数比类的思维方法及动态平衡思想在《黄帝内经》中也得到了充分的体现。在《周易》整体思维、比类思维模式的影响下,第一部本草学专著《神农本草经》提出了四气、五味、升降浮沉的中药学理论。宋元时期,易学思想影响了中医理论的创新与发展。如李东垣按照《易》"仰观俯察"的方法提出以两仪四象理解水谷气味出入变化,创立了"升清降浊"学说。直至明代张景岳在《类经》及《类经图翼》《类经附翼》,首次提出"医易汇通"之名,认为:"《易》具医之理,医得《易》之用""医《易》相通,理无二致",从"医易同原""医易相通"的角度,解释中医理论,论述人体变易规律。清代吴鞠通在《温病条辨》中常用《易》理解释病机,受卦爻象数启发,提出"调济水火""燮理阴阳""运坤阴""承乾健""镇震木"等治法。同时,现代研究发现:人体交感神经与阳气,迷走神经与阴气,在作用属性上比较吻合,可视其为阴阳二气活动的微观结构之一,人体 cAMP(环磷酸腺苷)与 cGMP(环磷酸鸟苷)的昼夜变化规律与阴阳消长的规律基本吻合,所以说,把阴阳学说作为中医理论的指导思想,并广泛应用于阐释人体生理、病理、诊断、治疗和预防理论,不仅体现了中医学独具的特色,而且也是正确的。对《周易》天人思想,有学者进一步指出:太极科学(易学和中医学)综合天地人的系统方法论,很可能是探讨宇宙——人体统一性规律的根本方法。

(二)道家"天人合一"观对中医的影响

道教是从天人合一整体观角度来理解生命现象,宣扬人的自由与超越可以在现实的生命活动过程中得以实现,人类如果熟悉了宇宙天地间的阴阳消长、阴阳制约等变化之道,就可以根据自身的结构特点来掌握生死变化的规律,这可能是人与外部环境、人自身内部追求平衡自和的最初描述。道家的修行智慧和实践是中医整体观形成的源泉。气一元论的核心思想就是从气本元论或本体论的角度阐明了宇宙万物的产生具有同一性,整个物质世界具有统一性。中国古人在认识物质世界和人类社会的过程中形成、发展了天地人三才说。《周易·系辞》曰:"有天道焉,有人道焉,有地道焉,兼三材而两之"。天地人三才说培育了中华民族乐于与天地合一、与自然和谐的精神。阴阳学说认为阴阳是天地万物的总纲,天在上,无形主动;地在下,有形主静,天阳地阴相交后万物产生,阴和阳构成了整体,万物皆为同一整体。

先秦时期以老子为代表的道家的天人合一思想表现为人与"道"为一,最终达到天人"玄同"的境界。如老子曰:"塞其兑,闭其门,挫其锐,而解其纷,和其光,同其尘,是谓玄同。"(《道德经·五十六章》)这种抛弃感觉认识,强调理性认识事物的观点,使他最终不得不把对世界的认识,定位于把"道"作为最高的原理方法上,认为"天下万物生于有,有生于无"(《道德经·四十章》)。这种从无形无象到有形有象的过程是"道生一,一生二,二生三,三生万物,万物负阴而抱阳,冲气以为和"(《道德经·四十二章》)。"一"和"道"在老子的哲学里是同义词,如"天得一以清"(《道德经·三十九章》),"圣人抱一为天下式"(《道德经·二十二章》)中所说的"一"就是道,道(一)必须分化成两种对抗的势力——阴阳二气,才能产生新的第三者,由新的第三者产生了千差万别的东西,也就是说阴阳两种势力在看不见的气中得到了统一,这当然也是一种"和"的表现。

庄子在"天人合一"的关系上,则进一步提出:"夫至乐者,先应之以人事,顺之以天理,行之以五德,应之以自然,然后调理四时太和万物,四时迭起,万物循生。"(《庄子·天运》)顺应自然,依道而行,把天理、自然、人事融合为一体认识,这不仅是庄子,也是众多道家所倡导并努力追求的,并把它作为养生长寿的准则。

老子的这种"人法地,地法天,天法道,道法自然"的观点(《道德经·二十五章》)阐明了人与天、地、道(自然界本来的样子)之间的关系应该是和谐统一的。庄子则更进一步强调作为万物之一的人,应该法自然,通过无为而有为。中医学接受了自然之天的观点,天人相应论中的天即为自然之天,人与天相应,是指人的生理活动、病理变化及临床诊断治疗都与自然界的事物现象相顺应,如《素问·宝命全形论》中的"夫人生于地,悬命于天,天地合气,命之曰人",《素问·生气通天论》"天地之间,六合之内,其气九州、九窍、五脏、十二节,皆通乎天气"。人体与自然界不仅共同受阴阳五行法则的制约,而且人与自然界之间存在相互通应的关系。如《素问·阴阳应象大论》说:"故清阳为天,浊阴为地;地气上为云,天气下为雨;雨出地气,云出天气。故清阳出上窍,浊阴出下窍;清阳发腠理,浊阴走五脏;清阳实四肢,浊阴归六腑。"这样《黄帝内经》就将自然界天地之间云雨的升降转换为人体内新陈代谢的模式,发现了人与自然界是有着共同规律的,它们不仅相通,而且是一体。故《素问·举痛论》说:"善言天者,必有验于人。"

在顺应自然方面,《黄帝内经》提出顺应环境四时气候变化的养生方法。在环境养生方面:"一州之气,生化寿夭不同……高下之理,地势使然也。崇高则阴气治之,污下则阳气治之……高者其气寿,下者其气夭,地之小大异也,小者小异,大者大异。"(《素问·五常政大论》)在四时调摄养生方面,《黄帝内经》提出"夫百病之始生也,皆生于风雨寒暑、阴阳喜怒,饮食居处、大惊卒恐"(《灵枢·口问》),"动作以避寒,阴居以避暑"(《素问·移精变气论》)及"春夏养阳,秋冬养阴"(《素问·四气调神大论》)等论述,并根据一年四季的变化是春温、夏热、长夏湿、秋燥、冬寒和生物与之相应的春生、夏长、长夏化、秋收、冬藏生长规律,提出人须顺应四时的养生规律是:"春三月,此谓发陈,天地俱生,万物以荣,夜卧早起,广步于庭,被发缓形,以使志生……夏三月,此谓蕃秀,天地气交,万物华实,夜卧早起,无厌于日,使志无怒……秋三月,此谓容平,天气以急,地气以明,早卧早起,与鸡俱兴,使志安宁……冬三月,此谓闭藏,水冰地坼,无扰乎阳,早卧晚起,必待日光,使志若伏若匿……"(同上)。《灵枢·本神》还指出人们生活在大自然环境中要适应四时气候变化,才能保持身体健康而不病,即"智者之养生也,必顺四时而适寒暑,和喜怒而安居处,节阴阳而调刚柔,如是则僻邪不至,长生久视"。

同样,人体的生理机能和病理过程都受着自然界的影响。如《素问·六节藏象论》说:"心者,生之本……通于夏气。肺者,气之本……通于秋气。肾者,主蛰,封藏之本……通于冬气。肝者,罢极之本……通于春气。脾、胃、大肠、小肠、三焦、膀胱者,仓廪之本……通于土气。"人与大自然需保持

"和"的状态。如果气候变化过于急剧,超过人体调节机能的一定限度,或者人体的调节失常,不能对外界变化做出适应性调节,就会发生疾病。因此,如《素问·经脉别论》说:"春秋冬夏,四时阴阳,生病起于过用。"《灵枢·百病始生》说:"百病之始生也,皆于风雨寒暑、清湿喜怒。喜怒不节则伤脏,风雨则伤上,清湿则伤下,三部之气,所伤异类。"值得注意的是,《黄帝内经》在确立疾病的治疗原则及具体方法时,所采用的损有余而补不足也来源于"和谐统一"的思想。《素问·疟论》说:"有余者泻之,不足者补之。"《素问·至真要大论》详析为"寒者热之,热者寒之,微者逆之,甚者从之,坚者削之,客者除之,劳者温之,结者散之,留者攻之,燥者濡之,急者缓之,散者收之,损者温之,逸者行之,惊者平之,上之下之,摩之浴之,薄之劫之,开之发之,适事为故"。《灵枢·经脉》具体为:"盛则泻之,虚则补之,热则疾之,寒则留之,陷下则灸之,不盛不虚,以经取之。"《灵枢·九针十二原》也强调:"凡用针者,虚则实之,满则泄之,宛陈则除之,邪胜则虚之。"

（三）儒家"天人合一"观对中医的影响

儒家的"天人合一"观,主要表现在它的中庸思想上,也就是"和"的概念。即世界上一切不同事物都处于"和谐统一"之中,在《国语·郑语》中史伯曰:"夫和实生物,同则不继。以他平他谓之和,故能丰长而物归之;若以同裨同,尽乃弃矣。故先王以土与金木水火杂,以成百物。是以和五味以调口,刚四肢以卫体,和六律以聪耳,正七体以役心,平八索以成人,建九纪以立纯德,合十数以训百体……"这里的"和",是指对立的事物互相配合,即矛盾对立统一的意思。所谓"以他平他谓之和"是指一种事物与另一种相对立的事物相互结合,有相辅相成之意。"同"为相同、等同的意思。相同的事物相加,即"以同裨同",没有对立面相结合,永远不会产生新的事物,故说"同则不继"。其论述表明"和"才能使万物繁荣昌盛,"同"则令万物衰败灭绝。

《尚书·洪范》更提出"五行",即金、木、水、火、土,是自然界一切事物,包括人体的存在和发展的最基本因素,同时对它们的性质和特点做了规定,如:"……一曰水,二曰火,三曰木,四曰金,五曰土。水曰润下,火曰炎上,木曰曲直,金曰从革,土爰稼穑。润下作咸,炎上作苦,曲直作酸,从革作辛,稼穑作甘。"至战国时期不仅形成了完整的五行之间的相生相克哲学体系,而且认为五行中的每个元素都必须通过"相生"和"相胜"这两种方式与其他四个元素联系起来,构成整体。甚至邹衍还用木、火、土、金、水五行的相生相克解释历代王朝兴替的原因。所以说五行学说,不仅探讨了万物的本源问题,而且还探讨了人与自然的关系和人与社会发展的关系。

这一时期的医家运用阴阳五行学说构建人体理论体系,从而把五脏六腑与四时五方按五行格局沟通起来,形成一个以四时五方为间架,包括人体和自然各类要素在内的阴阳五行大系统。如《素问·阴阳应象大论》中的"东方生风,风生木,木生酸,酸生肝,肝生筋,筋生心,肝主目……神在天为风,在地为木,在体为筋,在脏为肝,在色为苍,在音为角,在声为呼,在变动为握,在窍为目,在味为酸,在志为怒……南方生热,热生火,火生苦,苦生心,心生血,血生脾,心主舌。其在天为热,在地为火,在体为脉,在脏为心,在色为赤,在音为徵,在声为笑,在变动为忧,在窍为舌,在味为苦,在志为喜……中央生湿,湿生土,土生甘,甘生脾,脾生肉,肉生肺,脾主口。其在天为湿,在地为土,在体为肉,在脏为脾,在色为黄,在音为宫,在声为歌,在变动为哕,在窍为口,在味为甘,在志为思……西方生燥,燥生金,金生辛,辛生肺,肺生皮毛,皮毛生肾,肺主鼻。其在天为燥,在地为金,在体为皮毛,在脏为肺,在色为白,在音为商,在声为哭,在变动为咳,在窍为鼻,在味为辛,在志为忧……北方生寒,寒生水,水生咸,咸生肾,肾生骨髓,髓生肝,肾主耳。其在天为寒,在地为水,在体为骨,在脏为肾,在色为黑,在音为羽,在声为呻,在变动为栗,在窍为耳,在味为咸,在志为恐……"就是天地人共有同一个阴阳五行之理,从而更完善地为天与人能够合一奠定了又一理论基础。

值得注意的是《黄帝内经》还体现了人是自然和社会的统一体,这种统一体在"天人合一"的意义上便是自然性与社会性的贯通,如"心主神明论"就是中医学以一个古代小朝廷的模式对人体心身活动的一种假说,它认为心为君主,一切心身现象是由心统帅的。《素问·灵兰秘典论》描述的这个朝廷的相傅、将军、中正、臣使、仓廪、传道、受盛、作强、决渎、州都等官职,分别由肺、肝、胆、膻中、脾胃、大肠、小肠、肾、三焦、膀胱组成。中医学凭借这种假说,阐释生命,并取得了治疗疾病的实际效果。《丁甘仁医案·神志案》分析心理病机时谈道,"心者君主之官,神明出焉;肾者作强之官,伎巧出焉。心营与肾水交亏,神机不灵,作强无权,不能动作,不能思想,心悸跳跃,右耳响鸣,两目羞明,腰痛酸胀,健忘胆怯……主不明则十二官危,心病则一身皆病矣……养心阴,益肾水,柔肝木,化痰热,参以调和脾胃之品"而治愈。临床实践证明许多心神疾病与某些躯体疾病从心君论治,往往效果显著。

总之,先秦天人合一思想的形成具有历史必然性,一方面,极其简单的生产工具,极其狭小的生产规模,决定了对大自然的极端依赖性。生产和生活实践使人们认识到,人与自然之间,天道与人道之间,是一体的、和谐一致的。另一方面,中国古代进入阶级社会,建立国家以后,氏族宗法血缘关系的历史遗存长期存在。这种宗法血缘关系披着温情脉脉的面纱,呈现自然和谐的特征。概言之,先秦"天人合一观"从根本上产生于极端依赖自然的农业生产方式和长期存在的氏族宗法血缘关系。

三、秦汉时期中医学的"天人合一"观——以气为特质,以阴阳五行为构架,奠定了中医学物质基础

汉以前,许多哲学家都对天人关系进行了阐述,并在"天人合一"的相通相合方式上各抒己见,但都不够完备,真正对"天人合一"命题进行了最晓畅表达的是汉代今文经学家董仲舒,如刘安在《淮南子·本经训》中说:"天地之合和,阴阳之陶化万物,皆乘人气者也。"肯定万物的生化都是仰赖气的聚合,气是构成万物的唯一源泉。并且认为"一而不生,故分而为阴阳,阴阳合和而万物生"(《淮南子·天文训》),也就是元气只有分化为阴气和阳气,经过阴阳交接才能产生万物,万物由阴阳二气所生,所以"万物背阴而抱阳"(《淮南子·精神训》)。正因为如此,刘安认为"天之与人有以

相通"。刘安认为人与自然都是以气为本的,人是自然界之精气所化而成。汉代哲学家频繁使用"气"这个范畴,但大都是在宇宙论的意义上讲的,虽涉及本体论,并没有明确地提到本体论高度。

《管子》提出了"精气说",建立了完整的阴阳五行说体系,被《黄帝内经》所汲取,并用以阐释人体的生理、病理等医学问题,形成了中医学的五行藏象观。作为中医理论的渊薮,成书于战国秦汉之际的《黄帝内经》无疑汲取了先秦"天人合一观"中"人与宇宙共体""人与自然和谐统一"的哲学养分,搭建了人和自然界和谐统一的理论框架,这种和谐统一主要体现在两个方面:一是人体的生理过程,随自然界的运动和生活条件的变更而发生相应变化;二是人体和自然界有共同规律,这无疑为中医学在探索人体生理病理规律,开展临床诊疗活动时,始终坚持将研究对象置于自然的时空环境和社会的人文关系中进行考察奠定了理性基石。而中医学这一以人体为中心,包罗天文、地理、人事和谐统一的理论特色,也为现代医学的发展提供了可资借鉴的思路、方法和具体内容。

气或精气是生成天地万物的本原,是构成万物的基本材料。世界上一切物质现象与精神现象都是由"精气"所构成。既然如此,天是气,人亦是气,同为一气,天人感应便找到了一个基点。以"气"为中介,天与人便可以互相影响、互相转化。通过"气"这个物质性的基础,阴阳家的天人感应在一定意义上摆脱了原始天人感应的朴素性,增强了客观性和说服力。董仲舒发挥了这种观点:"人下长万物,上参天地。故其治乱之故,动静顺逆之气,乃损益阴阳之化,而摇荡四海之内……是故常以治乱之气,与天地之化相殽,而不治也。世治而民和,志平而气正,则天地之化精,而万物之美起。世乱而民乖,志僻而气逆,则天地之化伤,气生灾害起。"通过"气"这个媒介,将社会之治乱与天象之变化相联系,使天人感应在更细微的层次上获得了物质性的说明。天人一气是指天与人都是由气构成的。在古代哲学中,气是指在宇宙中不可见的、无形状的,且不断运动的极细微物质,是构成宇宙万物的共同本源。《淮南子》认为"气"即"精"。如同《管子·心术下》云:"一气能变曰精。"认为精即能够运动变化的气。《周易·系辞》云:

"精气为物。"认为精(气)是宇宙万物生成的共同物质基础。精气自身运动变化形成天地阴阳二气,天之阳气下降,地之阴气上升,天地阴阳二气交感合和化生万物,如《淮南子·天文训》云:"宇宙生气,气有涯垠。清阳者薄靡而为天,重浊者凝滞而为地……阴阳合和而万物生。"《周易·咸》也指出:"天地感而万物化生。"中国哲学中的"天人合一",从人与自然之天的角度来说,强调天与人在构成物质材料上的一致性,即天与人都是气的运动变化产生。从人与主宰之天的角度而言,强调的是天与人、鬼神与人在本性上的同一性,即天人一理、天人同德等。而天人本性上的同一又是建立在天人一气的基础上的。因为中国哲学中的气并不能简单等同于现代哲学中的物质。中国哲学中的气,从作为宇宙万物构成质料的方面来说,相当于现代哲学中的物质。但同时,气中本身又具有神,气与神不可分割,天人一气,那么天人就应该具有共同的神或性。

《春秋繁露·天地阴阳》形气神三者一体观对中医理论的发展产生了重要影响。中医学强调生命的整体性、动态性、功能性。生命不仅是肉眼可见的形体和精神思维活动的统一体,人的体内还流动着生生不息的气。中医学一开始强调的就是形神一体观、身心一元论,这种思想的来源就在于对气的重视,气是统一形神的物质基础,是联系形神的中介,形神之间的协调相合关系是通过气的周流运动、升降出入而完成的,可以说"气"是形滋神生、神率形体的中介。

"天人同构"思想的滥觞应该是在《吕氏春秋》以后。《淮南子》在天人同气思想的指导下,创建了天人同构理论,认为天地是大宇宙,人身是小宇宙,人与天具有相同的结构特点。《淮南子·本经训》:"天地宇宙,一人之身也;六合之内,一人之制也。"天人有相对应的结构,人体是天地的缩影。

《灵枢·邪客》:"天圆地方,人头圆足方以应之。天有日月,人有两目;地有九州,人有九窍;天有风雨,人有喜怒;天有雷电,人有音声;天有四时,人有四肢;天有五音,人有五脏;天有六律,人有六府……地有十二经水,人有十二经脉……岁有十二月,人有十二节。"可以看出天与人的同构性。《淮南子》在此基础上,吸收了前人的思想,更进一步完善了天人同构,同时还表达了天人相参的境界。《淮南子》认为"天有九重,人亦有九窍。天有四时,以制十二月,人亦有四肢,以使十二节。天有十二月,以制三百六十日,人亦有十二肢,以使三百六十节""头之圆也象天,足之方也象地。天有四时、五行、九解、三百六十六日,人亦有四支、五藏、九窍、三百六十六节。天有风雨寒暑,人亦有取与喜怒。故胆为云,肺为气,肝为风,肾为雨,脾为雷,以与天地相参也,而心为之主"。由此可以看出,《淮南子》把天、地、人、阴阳、四时、五行、天干、地支等融合在一起,比《黄帝内经》中天人同构的思想更为丰富。《淮南子》通过天人同构的思想,把人的地位提升很高,达到与"天地相参"的境界,如"天地宇宙一人之身"。这可能是继承了庄子"与天为徒"的思想,同时也吸收了儒家"相参"的思想。由于天人都是同源同构,都是由气化而生成的,所以说,天地的运行,特别是天地之气的运行和人体之气的运行具有相似性。因而,通过效法天之结构和气的运行,可以为人的养生防病提供仿效的依据。正因为天人同源同构,而且都是元气所化生,所以天人是可以互通感应的。

"气"为构成世界万物的基本元素,具有基础性和本原性。此乃哲学意义上的"气"范畴,它是"物质之天"的存在基础,而"物质之天"的"物质"性质也应该通过此基础性和本原性的"气"去得到奠基和说明。如《庄子·内篇·大宗师》"彼方且与造物者为人,而游于天地之一气",可见"天地"以"一气"为其存在的内容。事物无论是否有形,都是由一个最本始的无分别的道演化而来,天地万物与人的形体、精神,莫不如是,即天人同构。

气是构成天地万物的基本要素。天人本质一致,人与自然统一,天地同根,万物一体。一是同质性。天地自然等一切存在物以及人都是由"气"的聚合化生运动而产生。正如《周易·系辞》有言:"天地氤氲,万物化醇;男女构精,万物化生。"《周易·序卦》亦云:"有天地然后有万物,有万物然后有男女"。二是相通性。天、人都是整个宇宙系统运化而成,故天与人之间不是彼此孤立的存在,而是发生着千丝万缕、息息相通的联系。"人副天数""天副人数",人是天的副本,天是人的放大。天地日月江河湖海在人的身体当中都存在着相互对应的部分。天与人在结构上存在着相通性,因而二者在功能等方面也有相通性。如天有雷电雨雪,人有悲怒哀怨。天人之间的相类相通注定了天人一体,天地自然就是人的无机身体,而人则是天地自然的灵秀化身。如《礼记·礼运》:"故人者,其天地之德;阴阳之交;鬼神之会;五行之秀气也……故人者,天地之心也;五行之端也。"《春秋繁露·人副天数第五十六》:"人有三百六十节,偶天之数也;形体骨肉,偶地之厚也;上有耳目聪明,日月之象也;体有空窍理脉,川谷之象也;心有哀乐喜怒,神气之类也。"《春秋繁露·天辨在人第四十六》:"喜怒之祸,哀乐之义,不独在人,亦在于天;而春夏之阳,秋冬之阴,不独在天,亦在于人。"《春秋繁露·阴阳义第四十九》:"故曰:天乃有喜怒哀乐之行,人亦有春秋冬夏之气者,合类之谓也""天亦有喜怒之气、哀乐之心,与人相副。以类合之,天人一也。春,喜气也,故生;秋,怒气也,故杀;夏,乐气也,故养;冬,哀气也,故藏。四者,天人同有之,有其理而一用之。"《春秋繁露·同类相动第五十七》:"天有阴阳,人亦有阴阳。天地之阴气起,而人之阴气应之而起;人之阴气起,天地之阴气亦宜应之而起,其道一也。"体现了鲜明的天人同构的同质性、相通性、情感性等特征。人是宇宙的缩影,而宇宙则是人的放大。

董仲舒《春秋繁露》继承了先秦的阴阳五行学说,又吸取了当时自然科学的声音共鸣、机械共振及生物学的同类相应等成就,提出"同类相应""同类相动"的哲学命题,并以此为据推导出"天人之际,合而为一"(《春秋繁露·深察名号》)的结论,重建了一套系统的"天人合一"学说,即以阴阳五行为构架的以天-自然-社会为三个层次的天人感应宇宙图式。

董仲舒说"天者,百神之大君也""天者万物之祖,万物非天不生"。认为"天"是有人格、有思想意志的神,它没有形体,却寓于自然界之中,它的目的意志和主宰作用是通过以阴阳五行为结构间架的大自然表现出来的,如《春秋繁露·官制象天》:"天有十端,十端而止已。天为一端,地为一端,阴为一端,阳为一端,火为一端,金为一端,木为一端,水为一端,土为一端,人为一端,凡十端而毕,天之数也。"这十端是构成"天",也是构成物质世界的十大基本要素,它们按照一定的结构关系组织起来,如《春秋繁露·五行相生》："天地之气,合而为一,分为阴阳,判为四时,列为五行。"肯定气是自然界的根本,气的分合变化,形成阴阳对立,四时变换和五行生胜。而阴阳之气虽然无形无象,但万物的生成变化都是气的作用。《春秋繁露·天地阴阳》"天地之间,若虚而实",就是因为充满了无形之气。关于五行,董仲舒说:"天有五行,一曰木,二曰火,三曰土,四曰金,五曰水。木,五行之始也;水,五行之终也;土,五行之中也,此其天次之序也。"所谓"天次之序"就是五行之间最重要的关系。由此可见,万物又通过五行之间的生胜关系构成一个相对稳定的结构体。

依照董仲舒的理论,天地、阴阳、四时、五行,由天之十端分别组成。天盖其上,地载其下,阴阳二气一前一后,一左一右运行于天地之间,形成春夏秋冬四时,四时的更替与五行的循环有着对应的关系:"水为冬,金为秋,土为季夏,火为夏,木为春。"其功能是:"春主生,夏主长,季夏主养,秋主收,冬主藏。"(《春秋繁露·五行对》)此外五行还与五方相连属,即木主东,火主南,金主西,水主北,土主中央。因而五行的循环就把空间(五方)和时间(四季)统一成一个整体,天地之气就在这个整体之中,按照阴阳五行的法则产生万物。总之,这一时期"天人合一"观念是建立人的外在行动自由的宇宙模式,这里"天"在实质上是"气",是自然,其宇宙论即自然本体论,"天人合一"是现实的行动世界,而现实世界的物质基础在于"气"(元气),元气在运行变化中分化为阴阳二体或天地二体,天地阴阳又相互作用则生化出万物,即"一元多体"或"一元万体"。既然天人皆为一气,故"天人合一"的特质在于"气",即合于"气"。

有学者就此指出:天地万物(包括人在内)都不同,何以能成为一体呢?这就要说到中国特有的"气"的观念,天地万物都是一"气"所化,在未分化前同属一"气",分化以后则形成各种品类。所谓人与天地万物一体或天人合一,其比较确切的含义即在于此。

中医学正是吸收了这一时期"气"宇宙模式的"一元多体"的认知观,受以阴阳五行为构架"天人合一"文化哲学思想的深刻影响,而提出了"人与天地相参应"的原理,《黄帝内经》中处处体现了这种以气为特质,以阴阳五行为框架的观点,如提出"人以天地之气生,四时之法成""人生有形,不离阴阳"等都说明了人与天地万物有共同的起源和属性,正因为如此,人体的生理过程,也随自然界的运动和生活条件的变更而发生相应变化,《内经》指出:"春生、夏长、秋收、冬藏,是气之常也。人亦应之。"这种关于四季气候变化对人体生理功能的影响,已被现代科学研究所证实。程士德教授领导的科研组从动物实验着手探讨其机理,并与五脏功能活动的系统调控相联系,测得大鼠脑内 5- 羟色胺、去甲肾上腺素、多巴胺及其代谢产物,以及 cAMP、cGMP、P 物质、生长抑素等,均有明显的季节变化。人与动物略有差异,以 5- 羟色胺为例,人的多巴胺血浆含量,健康人春夏增高,秋冬降低,其中夏、冬差别显著,一年四季呈单峰式,最高峰出现在冬季,夏季含量最低。如果以一日为四时"……朝则人气始生……日中人气长……夕则人气始衰……夜半人气入藏"(《灵枢·顺气一日分为四时》)。说明一日中人气的盛衰随着自然界的阴阳盛衰而变化,它直接影响着人体的生命活力,关于这一点有人对 1 424 例死亡病例进行分析后,发现早晨 7 时(辰时)至下午 5 时(酉时)死亡数较少,晚上 7 时(戌时)起死亡数急剧升高,至夜半 12 时(子时)升至高峰,然后又缓慢下降,直至次日早晨 7 时又再次下降。这一死亡时间与时间关系的规律与《灵枢·顺气一日分为四时》中记载的"旦慧、昼安、夕加、夜甚"完全一致。还有人研究了中风发病的时间节律,认为缺血性中风以春夏两季、上弦月、平旦发病最高,而在秋季、下弦月、夜半发病最低;出血性中风以夏冬两季、望月、平旦发病最高,而在秋季、下弦月、夜半发病最低;并指出月相变化对中风发病有一定意义,特别是朔望月节律变化对出血性中风发病有显著意义。白天人的阳气行于外,推动着人的各种机能活动,所以人的劳动多在白昼;夜间阳气内敛,人由动入静,须通过休息恢复精力。故《素问·生气通天论》说:"阳气者,一日而主外,平旦人气生,日中而阳气隆,日西而阳气已虚,气门乃闭。"

对于"人与天地相参也,与日月相应也。故月满则海水西盛,人血气积……至其月郭空则海水东盛,人血气虚"(《灵枢·岁露论》),有人通过研究发现:女性月经周期平均为 28 天,恰好处于恒星月周期 27 天 7 小时 43

分 11.4 秒和一个朔望月之间；卵巢黄体的形成也呈现 14 ± 2 天的半月周期……大部分月经来潮时间在盈月，新月前为经期高峰……满月前后受孕最多……在望月夜晚，妇女月经出血量成倍增加，而在月亏情况下，则出现相反现象。男性的生理功能也随月相盈亏而发生变动，如尿 -17 羟类固醇的排泄量、胡须的生长、痛阈和体重的变化呈月节律……人体体温有朔望月节律。而月象盈缺与人类气血盛衰变化也有明显的同步性，血红蛋白、红细胞计数、网织红细胞绝对值、白细胞总数、中性粒细胞比数，血小板在月初、月末均低于月中，而且月末低于月初。月中上述各项指标最高，白细胞总数和中性粒细胞比数亦呈现中 - 高 - 低的变化规律，说明一个月中，在生理状态下，月满期人体抵御外邪的功能最强，其次是上半月，抵御能力最差的时期是下半月。青少年男性无论血红蛋白、红细胞计数、网织红细胞绝对值、中性粒细胞比数皆呈现高 - 中 - 低的规律性变化，有关人月关系的问题，近年来国内外已有不少学者，还从生物物理学与生物化学的角度，做出了初步的解释，证明月球引力，也可能如同潮汐变化一样作用于人体，使人体功能产生适应性变化的呈月节律。充分说明了"天人合一"思维模式的正确性。

特别是在"人与天地相参也"这一基本原理的指导下，还形成了以"气 - 阴阳 - 五行"为基本模式的四时五行脏象体系，这是中医脏象理论的精华。在这个体系中，任何生命活动，都是由五脏的相互联系共同完成的。在五行学说的指导下，五脏又代表了生命体中的五个功能系统，因此，总体的生命活动，就是各组织的功能联系所产生的活动。血的生化输布，不仅关乎心肝，同样具有五脏分司的作用。而精亦非肾独藏之，五藏都有精，故《素问·上古天真论》说："肾者主水，受五脏六腑之精而藏之。"总之，五脏功能虽各有分司但在整体上又必须互相配合，五脏之间的这种交互资生、交互制约的关系通对生克制化维持着相对的协调和统一，形成一个精细的调节系统，它酷似现代控制论中的反馈理论。显然这一模式是"气 - 阴阳(天地)- 五行 - 万物"宇宙生成模式在医学领域的翻版，这一模式对中医学理论的形成和发展起了极其重要的作用。《灵枢·岁露论》中"人与天地相参应"可贵之处在于它吸取了天人合一论和天人感应论中合理的成分,即气的本原性和统一性。其次,《黄帝内经》中还存在着朴素的"天人相应论",诸如头圆应天、足方应地、两目应日月等等。

四、宋明时期中医学的"天人合一"观——以"天人同理"为模式,以"格物穷理"为手段,深化了中医学学术体系

宋代是中国古典哲学体系的成熟期,在思辨水平上达到了中国古典哲学的高峰。宋儒融汇儒家的社会观、道家的形而上学思辨方法和禅宗"明心见性"的领悟功夫,熔铸出了新儒学体系——理学。它由邵雍、周敦颐开其端,程颢、程颐系统化,朱熹集大成。

自觉的儒学复兴意识、高度的抽象思辨水平和谋求哲学形态的精致、体系化是宋明理学的鲜明特征,理学从总体上说是古代认识史上的一次飞跃,它的思维方式属于理性思维范围,受此默化,宋以后的医学具备了比较严格的思维逻辑特征,医学理论趋于系统化概念范畴的使用日趋一致;对新的临床实践也能加以思辨的发挥,促进了学术争鸣的发展,从张元素主张脏腑辨证,倡导药物气味归经升降沉浮、引经报使开始,出现了主火论、攻邪论、脾胃论、相火论等不同的学术观点的争鸣,最后深化了中医的理论,又如《黄帝内经》《难经》各执一是的"命门"概念,这一时期由于引用"太极图说"的思想,在位置、作用、基本涵义上,各个医家的认识趋向统一,在以"理"为万物本原的"天人合一"观的指导下,命门学派医家建立了"太极(命门)-阴阳-五行(脏腑)"生命模式,并以此来探索生命的起源和奥秘,又如著名医家朱丹溪受"格物穷理"思想的影响,援儒入医,以太极之理阐发医理。用太极阴阳、形气动静、五行之配、天地君臣(相)作演绎类比,推理出人身之"火"有一种"相火"的存在,而创立相火论。从丹溪引用周子、朱子之语可以看出,其相火论是用理学原理作"格物致知"而来的新的中医学病机理论。其他如阴阳互根,先天后天之说,精、气、神、形的相互化生,在后世"气化"学说和理论的影响下,逐渐形成了共识,得到了普遍

接受。及至明代,薛立斋、赵献可的"肾命说",孙一奎的"三焦说",张景岳的"大宝论",李中梓的"先后天根本论"等,都是理学思辨的思维方法在医学中的特定反映,如对于先天、后天,程朱认为天地未形理已具此为先天,气化生成万物是为后天,明代医家多以先天后天论形气体用。赵献可说:"先天者,指一点无形之火气也,后天者,指有形之体。"据此,李中梓将其运用于具体的辨证施治中,认为肾为先天,脾为后天,治痛应补先天后天,以固脾肾为主,这种观点至今仍有临床意义,不仅如此,在临床实践方面也全面推行了理学的思辨思维方法。如诊断上,提出察病辨证,要应天法时,即以天之四时六气,月之阴晴圆缺、日之旦暮昼晦对人体生理、病理的影响,作为辨治疾病之参考。今人的研究也证明了它的正确性,如对于人体脉象节律的变化,有人通过对男青年的左关脉进行测录,发现人的脉象图确实随着季节与时间而变化:在脉形方面,夏至脉图主波高而稍宽,冬至主波低而较窄,春分、秋分则介于两者之间,在脉的频率方面,冬季脉率较夏季快。在脉位方面,冬季脉指感偏沉,夏季脉较浮。在脉的波幅方面,主波高度在夏季最高,冬季最低,春秋两季则分别处于由低到高和由高到低的过渡阶段。在确定其周期时,发现脉图主波高度变化的最适周期在 12~13 个月之间,符合近似年节律的周期范围,说明不同时间的不同气温、气压对人体皮肤、肌肉、血管、血流量、流速有一定的影响,而这也就正是脉象变动的因素。在治疗方面,提出法应时立、方随时选、药因时择。朱丹溪论述咳嗽时指出:上半日多嗽者,此属胃中有火,用贝母、石膏降胃火;午后嗽多者属阴虚,必用四物汤加黄柏、知母降火;黄昏嗽者是火气浮于肺,不宜用凉药,宜五味子、五倍子敛而降之;五更嗽多者,此胃中有食积,至此时火气流入肺,以知母、地骨皮降肺火。张元素在治疗潮热时说:"潮热者,黄连、黄芩、生甘草。辰戌时发,加羌活;午间发,黄连;未间发,石膏;申时发,柴胡;酉时,升麻;夜间,当归根。"刘河间的独圣散为涌吐风痰之剂,他特别强调用时的要求"是天气在上,人气亦在上,一日之气,寅卯辰之候也,故宜早不宜夜"(《素问病机气宜保命集》)。理学的太极、理、数的概念给中医某些理论学说带来了若干玄虚神秘的色彩,如明代以后命门的概念,在本质上被认为是无形无象;增加了推理和隐测的成分,带上某些玄虚的色彩,此外,理学对中医学的消极和阻碍作用还表现在,理学假经说法,尽心明性的学风使中医研究偏离了实践方向;理学伦理化了某些自然现象和规律,使中医在病因学、治疗学和养生学方面形成了若干超现实的内容;如一方面强调气化运动为"生杀本始",另一方面又想做"不生不化""无有终时"的"真人",使中医的某些理论蒙上了神秘色彩,又如片面强调"阳""气"是主要的,而"阴""血"始终处于从属地位,难免失于偏颇。理学注重教条主义的思辨推理,而忽视与科学技术结合,对一些像吴有性《温疫论》的新的病原学发现,在尊经复古的思潮下加以竭力抵制,又阻碍了中医传染病学的研究,成为中医近代发展缓慢的原因之一。

第三节　中医学"天人合一"整体观的现代基本认识

"天人合一"观是我国传统文化的基石,是中国古代哲学的内核。"天人合一",简单来讲就是指人与自然的和谐统一。无论是老子的道法自然,还是儒家的中庸之道,都强调顺应自然的思想。在这一内核性观念的指导和影响下,中国古代哲学及中国传统文化的特色就是,在天人关系上谋求协调、和谐和一致的认知观,中医学将之引入其中,建立起了顺应自然、天人相应的整体观,这种观念贯穿于中医学理论与实践的方方面面,强调在诊断、治疗、预防、养生方面都必须以法天则地为前提,构建了独具特色的整体观指导下的中医学理论体系。

1960年,"整体观念"作为中医学独特的思维方法写进教科书,成为每个中医人必须去理解和树立的一种思维方法,以此来指导我们分析病因病机、诊治疾病和养生康复。气一元论、三才学说、阴阳学说和五行学说是中医整体观形成的古代哲学理论基础。整体观这一古代哲学家用以阐释宇宙、自然、万物发生、发展、变化、联系的理论工具,同样成为中国古代医家解释人体与自然相互关系的认识论,并将之用以指导中医学理论的构建和临床的实践,使得中国古代哲学的精华和养分随之融入中医学理论体系之中,形成了以注重整体、功能、联系为主轴的中医学整体观念,成为中医学有别于西医学的显著特征。

中医学的整体观具体体现主要在以下三个方面:①人体自身是一个有机整体;②人与自然环境的和谐统一;③人与社会环境的和谐统一。

一、人体自身是一个有机整体

秦汉时期医家将阴阳五行理论引入《黄帝内经》,人体各项生命活动、生理功能按阴阳五行的配置和特性进行分类显现。人体是由脏腑、组织和器官所组成的,每个脏腑、组织或器官各有其独特的生理功能,而这些不同的功能又都是人体整体活动的一个组成部分,决定了人体内部的统一性。人体各个组成部分之间,在结构上是不可分割的,在生理上是相互联系、相互支持而又相互制约的,在病理上也是相互影响的。运用阴阳学说、五行学说等哲学理论对人体复杂的组织结构和紧密联系高度统一的生命活动进行认识并加以诠释,得出人体是一个有机和谐的整体的结论。

(一)组织结构的整体统一

人体是由脏器、组织、器官所组成的,它们有机地组合在一起的,形成了人体的组织结构。中医学认为人体的生命活动是以脏腑为根本,以经络为联系,精、气、血、津液的运行,将人体的脏与脏、脏与腑、脏腑与体表各个组织器官相互联系起来,形成一个有机的五脏系统。人体在结构上是以五脏为中心,通过经络把六腑、五体、五官、九窍、四肢百骸等全身组织器官联系起来,形成一个表里相连、上下沟通、密切联系、协调共济、井然有序的统一整体,并通过精、气、血、津液的作用,共同完成机体统一的机能活动。这种五脏系统,五脏一体观说明了人体内部器官是相互关联的,而不是孤立的,人体各部在结构上是统一的有机整体。

(二)生理活动的整体联系

中医学认为人体正常的生理活动一方面要靠各脏腑组织发挥自己各自的功能,另一方面又要依靠各脏腑之间相辅相成的协调作用和相反相成的制约作用,才能维持其生理上的动态平衡。各脏腑组织之间的这种整体作用是在心的统一指挥下完成的。"主明则下安,主不明则十二官危"(《素问·灵兰秘典论》)。人体在生理上,是以五脏为中心的五脏系统,在心的主导作用下,相互联系,相互制约,共同维持人体正常的生命活动。

人体系统中每一种功能的实现,都不是某一脏腑单独完成的。在人体这个有机整体中,五脏虽然有各自的功能活动,但同时又是整体生命活动的组成部分,相互制约,相互配合,共同维系正常生命活动。如水液的输布与排泄,是由肺、脾、肾、胃、小肠、三焦、膀胱等许多脏腑的功能共同完成的。正常情况下,水饮由口入胃,再到达小肠,经过小肠泌别清浊,水中精微(津液)由脾吸收,转输至肺,经肺的宣发、肃降敷布周身,以滋养脏腑体窍、肌肤皮毛。部分水液从汗孔排出成为汗液。经脏腑体窍利用后的浊液,则通过三焦水道下输于肾,肾主水,到达肾的水浊,在肾的蒸化作用下,再分清浊,清者吸收,通过三焦水道上腾于肺,继续滋养、濡润机体;浊者则变为尿液下输膀胱,定期排出体外。在这一过程中,津液与行于脉中之血相互渗透,并在肝疏泄作用的配合下,正常地输布与排泄,从而维持人体水液的平衡协调。食物的运化、血液的生成、津液的运输等均是各脏腑协调作用、共同完成的。

二、人与自然和谐统一

人类生活在自然界中,自然界拥有着人类赖以生存的必要条件。自然环境的变化,必然直接或间接影响着人体的生理活动,而机体则相应地产生反应。所以人体内的生理活动与自然环境之间存在着既对立又统一的整体关系。《黄帝内经》同样运用阴阳学说、五行学说等哲学理论把人体复杂的组织结构和紧密联系高度统一的生命活动与自然乃至整个宇宙联系起来,进行认识并加以诠释,得出人与自然和谐统一的结论,这就是中医学认为"人与天地相应"的观点。

同时,人体是一个有机联系的整体,人与环境是一个有机联系的整体,人的生、长、壮、老、已是一个连续的生命过程。然而自然界的运动变化又可直接或间接地影响着人的生、长、壮、老、已等各项生命活动及状态。机体为了适应这些变化则相应地产生生理和病理上的反映。属于生理范围内的，即是生理的适应性；超越了这个范围，即是病理性反应。故曰："人与天地相应也。"（《灵枢·邪客》）

"天人相应"是中医学的基本理论思想，人作为自然界的一部分，人体的生命活动受到自然环境的影响，与自然环境密切相连，时刻受到自然界的影响，外界环境通过诸多因素作用于人体，其中自然界的四时变化对人体的影响尤为突出。而人对外界因素做出相应的机体反应来适应外界环境，这就是"天人相应"理论的基本表现。"天人相应"中，"天"是指自然界各种客观存在的规律，如四季变化、昼夜更替、日月运行等，"人"是指人体的各项生理病理机能。"天人相应"是指人是天地阴阳相互交感的产物，是自然界的一部分，自然界的四时、昼夜、气候、地理等因素，都对人体正常的生命活动及疾病变化有着广泛的影响。同时，人体也具有调节功能来适应自然各种季节、气候、环境变化的能力。若反应在正常范围内则是生理性适应，若超过了正常范围则是病理性反应。人体存在于自然界中，其生、长、壮、老、已的生命过程也是对天地阴阳关系相互转化的一种体现，代表了阴阳二气从始生、渐长、旺盛、始衰、渐衰、衰败的消长转化。

天人相应把自然界和人体看作一个相互联系的统一整体，彼此之间通过阴阳同气相感应，其重心是强调天人合一的整体观。《吕氏春秋·有始览》说："天地万物，一人之身也，此之谓大同。"《淮南子》进一步提出"天地宇宙，一人之身也；六合之内，一人之制也"。天地大宇宙，人身小天地，因为人禀天地精气而成，为天下最贵者，所以天人同源、同气、同构，二者是一个有机的整体。

《灵枢·岁露》云："人与天地相参也，与日月相应也。"说明人与自然和谐发展，则人处于健康状态、整体平衡状态；而自然环境的剧烈变化，人与自然的和谐发展受到冲击，可能对人体产生生理影响，或病理变化。《黄帝内经》继承发展了天人相应相参思想，并将之系统化。以天人相应相参思

想为指导,融汇诸子各家学说,对成书之前的医学资料和各家学说进行了
全面整理和继承,构建了一个贯通天地人的理论体系。中医整体观就是从
《黄帝内经》关于天人相应的论述中概括出来的,是建立在天人相应思想方
法基础上的。《黄帝内经》从生命和医学角度倡导"人与日月相应""人与
天地相参"的天人相应思想,"上合于天,下合于地,中合于人事",经历了
"应于人""验于今"的实践检验,从而为中医学奠定了坚实的理论基础。
《素问·金匮真言论》指出:"所以欲知阴中之阴,阳中之阳者,何也? 为冬病
在阴,夏病在阳……皆视其所在,为施针石也。"《素问·阴阳应象大论》更
指出:"故治不法天之纪,不用地之理,则灾害至矣。"

　　中医认为"人以天地之气生,以四时之法成",这种"天人相应"思想对
中医理论的阴阳、五行、藏象、气血津液等有着重要的影响。中医的"藏象
理论"也强调了人体五脏六腑与天地自然之间的关系,把季节气候、地理环
境等自然现象与五脏、六腑的生理特性融为一体,形成了具有中医特色的
"五脏应时"学说。《素问·经脉别论》中最早出现了"四时五脏阴阳"这一
概念,最初用来阐述人体内水谷精微的布散过程。20 世纪 80 年代,著名中
医学家程士德教授通过对《黄帝内经》详细、系统地分析和总结,从时间生
物学的角度,根据"天人相应"理论,提出了完备的"四时五脏阴阳学说"。
四时五脏阴阳学说,是研究自然环境、四季、昼夜变化、天地阴阳消长等外
界因素对人体各项生理功能、病理变化的发生发展所产生的影响,以及人
体面对自然界的各种变化所产生的内在调控机制的规律性,从而来探索藏
象本质的医学学说。该学说认为人体是一个有机的整体,以五脏为中心,
在外与天地四时阴阳相应,在内与五体、五官、五华、六腑相合,五大功能系
统相互协调,共同维持机体稳态。四时五脏阴阳理论中五脏应时指的是人
体内在的脏腑生理机能,与外界的四时、昼夜变化存在协调共振的同步性
变化规律。这一理论体现了我国传统医学遵守天地之道,从时间生物学的
角度认识、探索并应用自然规律,发现了人体五脏与自然环境之间适应性
调控的关系,指导我们在生活、医疗活动中,根据不同的气候、天气、季节规
律来保养自身机体,尤其是五脏机能。"四时五脏阴阳"理论以生命活动的

节律性为切入点,把人体以五脏为主题的五大功能活动系统与自然界的四时阴阳变化相统一,探讨季节变化规律及其对人体生命活动生理及部分季节多发病相关影响的机理,建立五脏功能活动与四时阴阳变化相对应的系统,体现了人与自然矛盾又统一的整体观,为临床疾病的预防和诊治提供理论依据。

(一) 气是天人合一的物质基础,气化是天人合一的理论依据

"天人合一"的"天"是指包含天地万物的自然界,统一于一气,遵循共同的规律,彼此之间相互影响,天地人和谐共存。中医学认为整体是基本存在,整体分化出部分,部分从属于整体而不能脱离整体,整体决定和支配着部分,把整体分解为部分,就失去了原貌。因此,认识和调控世界或事物,必须立足于整体。要认识和调控部分,也应通过认识和把控整体这一根本途径。

生命是自然的产物,人与天地相应是中医学最基本的法则,而相应的基础是天人合一,同源一气,从现存史料来看,最早把气的观念引入到医学理论中的当推春秋时代的名医医和,借天人合一阐述人体发病的原因和机理。《左传·昭公元年》曰:"天有六气,降生五味,发为五色,徵为五声,淫生六疾。六气曰阴、阳、风、雨、晦、明也。分为四时,序为五节,过则为灾。阴淫寒疾,阳淫热疾,风淫末疾,雨淫腹疾,晦淫惑疾,明淫心疾。"医和提出的天有六气,六气生五味的观点,包含了形气转化的思想。医和认为宇宙间的一切味、色、声都是六气的作用,四时、五节等自然气候变化都是六气作用的结果,疾病的发生正是六气的运动紊乱所致。《黄帝内经》相关论述如"人以天地之气生,四时之法成""人生于地,悬命于天,天地合气,命之曰人,人能应四时者,天地为之父母""春生、夏长、秋收、冬藏,是气之常也,人亦应之"。《素问·生气通天论》曰:"天地之间,六合之内,其气九州、九窍、五脏、十二节,皆通乎天气。"天地之间,无论是九州还是人之九窍、五脏、十二节,都是通过气与天相通的。《素问·阴阳应象大论》曰:"天气通于肺,地气通于嗌,风气通于肝,雷气通于心,谷气通于脾,雨气通于肾。六经为川,肠胃为海,九窍为水注之气……故治不法天之纪,不用地之理,则灾害至矣。"彰明四时阴阳六气与人体之经气如何相通应联系。《黄帝内经》吸纳了古人关于气、阴阳和气化的认识,将其与生命健康疾病相联系,构建了天地人、自然与生命同构一体的医学模式,其基础是气化理论,而天人相应观的形成则是建立在对自然与人体气化关系认识的基础之上,离开气化,便割裂了人天关系。以上说明气是天人合一的物质基础,气化是天人合一的理论依据。

(二) 天人合一整体观在五运六气学说中的体现

《黄帝内经》将"天人合一"整体观汲取到医学领域,主要体现在以阴阳为纲,以五行为纪,合天、地、人为一有机气化联系整体的天人相应的同构系统,认为人体和天地自然和谐统一,观察人体生理病理变化,不能仅仅孤立地着眼于机体本身,还必须看到人与自然界存在着有机联系,这种天人相融的整体观念,使中医学从理论到实践形成了迥异于西医学的独有特色。不仅如此,《内经》还直接吸收《周易》的阴阳学说,作为解释呈现天人合一观点的具体表现形式,指出:"阴阳者,天地之道也,万物之纲纪,变化之父母,生杀之本始,神明之府也,治病必求于本。"并将其与古代医学科学成就相结合,认为人体也是由许多阴阳对立的双方构成的一个复杂系统。在"天人合一"基本原理的指导下,形成了以"气 - 阴阳 - 五行"为基本模式的中医四时五行脏象体系,可以说,"天人合一"观为中医理论的构架注入了直接的养分,除此之外,这一观念多是作为一种宏观法则渗透于中医学术体系之中。

1. 五运六气学说揭示了人与自然的基本关系　《黄帝内经》依据"肇基化元"的气一元论,论述了五运和六气两大气化系统。《素问·六元正纪大论》曰:"先立其年,以明其气,金木水火土,运行之数,寒暑燥湿风火临御之化,则天道可见,民气可调。"五运气化是循一年季节演进时序的气化,坐标是地日关系;六气气化是风、寒、暑、湿、燥、火六种气候模式的气化,以三阴三阳来表述,机原在于空间因素,坐标是月地关系的十二地支。

五运六气理论的产生,源于黄帝时代四时阴阳五行与五音十二律、二十四节气的发明。"斗为帝车,运于中央,临制四乡,分阴阳,建四时,均五行,移节度,定诸纪,皆系于斗"。《黄帝泰素·叙录》曰:"言阴阳五行,以为黄帝之道也。"《汉书》"五行者,五常之形气也""律有十二,阳六为律,阴六为吕,律以统气类物……吕以旅阳宣气……其传曰:黄帝之所作也"。叙述了十二律与天地阴阳及气运循环变化的关系,以十二律纪天地之气,故历法亦取则于十二律,是谓"以律起历"。十二律用于律历的根本原因在于其候气功能,据十二律考证确定二十四节气之变化时运。黄帝时期在律历的基础上,完成了阴阳五行理论的构建。五运六气体现了以二十四节气为表征的源于"律"的天地阴阳变化的周期性规律。自然"五常之形气"轮流不息,"五气更立","五运之始"。天有五行御五位,以生寒、暑、燥、湿、风。五行是揭示天地之间四季(五时)气候的运动变化规律,揭示人与自然内在联系,揭示人体各器官气机特性和相互联系的学说。天有五行化五运,五运主要指的是受天之五行气化影响之下的以五脏为中心的脏腑气机气化,通过经络把五脏六腑、四肢百骸、皮肉筋脉、七窍二阴联系成一个有机整体,通过"气化"与岁运(中运、大运)、五时、五方、五步年运等相联系。在此特定系统中,天的五运命名为木、火、土、金、水;六气命名为厥阴风木、少阴君火、少阳相火、太阴湿土、阳明燥金、太阳寒水。人之五脏因而也就被称作肝木、心火、脾土、肺金、肾水。人体脏腑由此与某一特定自然气候属性相关,两者在同构形式下息息相应。

中医学认为,气与宇宙的演化、物质的组成、生命的起源、人体的健康疾病相联系,六气化生万物。《素问·至真要大论》曰:"天地合气,六节分而万物化生矣。"天地源于一气,气又分阴与阳,气的属性又可以六分为三阴三阳:厥阴风、太阳寒、太阴湿、少阴热、阳明燥、少阳火,它们分别与一岁中六个时段相联系。六气与六个时段以及脏腑、经络等共同构成了六个系统,六个系统之间既有空间的联系,又有时间的联系,相互影响,相互制约。

"顺天以察运,因变以求气。"(《类经》)五运是象态,以象统物;阴阳是动态,变生之动力;六气是性态,机变之根本。五运与三阴三阳六气相合,即为厥阴风木、少阴君火、太阴湿土、少阳相火、阳明燥金、太阳寒水。人体的三阴三阳、脏腑经络类分其中,构成了人体与天地三阴三阳六气相合的整体循环系统模式。生之本，本于阴阳，人身三阴三阳之六气，通应天之六气，化生于五脏，六气是气化、经络、脏腑的统一体。五运六气学说的特点是以五运六气统括天地三阴三阳的气化特征，人体感应天地三阴三阳后表现出自身的三阴三阳气化特征，以及与之相应的时间、方位、脏腑、经络等气化特征。《素问·至真要大论》把五运（五脏）气化和六气（六经）气化的关系结合起来，以气化之机论述疾病之征兆，即"病机十九条"。《黄帝内经》气化理论通过五运六气合参，可以分析自然气化作用影响人体的时空条件与特点、发病时间、病位、病性及其传变规律。天之阴阳化生地之五行，地之五行又上应天之三阴三阳。《黄帝内经》创造性地将阴阳与五行结合，将天地自然与人体，与人体之脏腑、经络、官窍、形神、情志等融合，构建成整体的生命体系。

2. 药物四气五味与天地气化相关　药性的四气五味源于天地自然之气化，"寒、热、温、凉，四气生于天，酸、苦、辛、咸、甘、淡，六味成于地"。药物气味与天地气化相关，中药及方剂的功效，即是以药之偏性，针对气化的失常，调整人天关系，调整人体的偏性。

药物的使用"必先岁气，无伐天和"（《素问·五常政大论》）。如凡此太阳寒水司天之年，则火气郁而不行，宜食苦味以泻火，以燥治湿，以温治寒，必须折减其政郁之胜气，资助不胜之气，不要使运气太过而发生疾病，应当食用得岁气的谷类以保全真气，避免虚邪贼风以安定正气。因而在阳明司天之年，应当食用得岁气的谷类以安定正气，食用得间气的谷类，以去邪气，本年当用咸味、苦味、辛味的药物以汗之、清之、散之的方法进行治疗，安定其不胜之气的生化之源。

司岁备物，司岁备药。《素问·至真要大论》曰："先岁物何也？天地之专精也"，意为根据岁气来采备其所生化的药物，因其能得天地专精之气，故气全而力厚。非司岁与司岁的药物相比，形质虽同，却有等级上的差异，气味有厚薄之分，性能有躁静之别，药力所及也有浅深之异，因此，本于天时，应司岁气备药，若不能为之，则可用炮制之法以助药性。

调气之方，必别阴阳。以药物之气味调治六气之为病，以平为期。《素问·至真要大论》对五味阴阳之用、五味所喜作了较多阐述,强调"调气之方,必别阴阳,定其中外,各守其乡",即所谓"谨察阴阳所在而调之,以平为期"。此篇还论述了司天、在泉、所胜、所复之气为病的治宜药物,如"诸气在泉,风淫于内,治以辛凉,佐以苦,以甘缓之,以辛散之;热淫于内……""司天之气,风淫所胜,平以辛凉,佐以苦甘,以甘缓之,以酸泻之;热淫所胜……"等。故"司天之气,风淫所胜"时平以辛凉;"诸气在泉,风淫于内"时则治以辛凉。使"各安其气,必清必静,则病气衰去,归其所宗""皆随胜气,安其屈伏,无问其数,以平为期""佐以所利,资以所生,是谓得气""审察病机,无失气宜",以药物之气味调整人体之气,调整人天关系。

《素问·至真要大论》先论司天、在泉之气,论天地之寒热;接着论药性的四气五味,论药性之寒热;再论病机十九条,论人身之寒热,病机十九条所言,总不外五脏病机与六气病机两个方面。五脏病机,主要是六气气化,即肝病化风、肾病化寒等。药性之寒热、人身之寒热,皆源于天地之寒热,这反映了中医学病机学说的理论实质。

(三)人体脏腑经络之气与五运六气相通应

人生于天地之中,是自然的一部分。来自于自然的五运之气和三阴三阳六气,感应化生为人体的五脏之气和三阴三阳六气。《素问·至真要大论》曰:"天地之大纪,人神之通应也。"《素问·天元纪大论》曰:"神,在天为风,在地为木;在天为热,在地为火;在天为湿,在地为土;在天为燥,在地为金;在天为寒,在地为水。故在天为气,在地成形,形气相感,而化生万物矣。"《素问·阴阳应象大论》曰:"神在天为风,在地为木,在体为筋,在脏为肝,在色为苍,在音为角,在声为呼,在变动为握,在窍为目,在味为酸,在志为怒。怒伤肝,悲胜怒,风伤筋,燥胜风,酸伤筋,辛胜酸。"天的五运六气与人体的六气、脏腑、经络、体窍、音色、情志等构成了"神"系统。所谓"神",就是天地的气化规律。

人体通应五运之气的功能时空定位主要在脏腑,《黄帝内经》以"五运"将人体与自然之气相联系,《素问·金匮真言论》曰:"东风生于春,病在肝,俞在颈项;南风生于夏,病在心,俞在胸胁……"人体通应五运之气的功能时空定位主要在脏腑,颈项、胸胁、肩背、腰股、脊等为主要通应的部位,五运之气直接作用于脏腑气化。人体通应天之六气的功能时空定位主要在经络,《黄帝内经》以"六气"将人体与自然之气相联系,人体通应天之六气的功能时空定位主要在经络,根结之穴等为通应的机关,通过六气气化与三阴三阳开、阖、枢将自然气化与人体经络、脏腑气化相联系。

(四)人体三阴三阳开、阖、枢与天地阴阳动态节律

《史记·历书》曰:"以至子日当冬至,则阴阳离合之道行焉。"三阴三阳的划分以一年中阴阳气的盛衰变化为依据,表述的是自然阴阳离合的六种状态。阴阳离合规律,合则一气,分则衍生阴阳五行。《素问·天元纪大论》曰:"寒、暑、燥、湿、风、火,天之阴阳也,三阴三阳上奉之。木、火、土、金、水、火,地之阴阳也,生、长、化、收、藏下应之。"《素问·六微旨大论》曰:"少阳之上,火气治之,中见厥阴;阳明之上,燥气治之,中见太阴……"人气应天,三阴三阳既是对自然阴阳离合六个时空段的划分,也是对人体气化六种状态的表述,配属以天地阴阳命名,为厥阴风木、少阴君火、太阴湿土、少阳相火、阳明燥金、太阳寒水。六气各自的属性和寒热、燥湿、升降、沉浮等不同特点决定了三阴三阳的开、阖、枢运动,于是化生万物。三阳之离合,太阳为开、阳明为阖、少阳为枢;三阴之离合,太阴为开、厥阴为阖、少阴为枢。太阳在东北方,冬至过后,正是阳气渐开之时,故为阳之"开";阳明在西北方,阳气渐收,藏合于阴,故为阳之"阖";少阳在东南方,夏至太阳回归,阴阳转枢于此,故为阳之"枢"。太阴在西南,夏至以后,阴气渐长,故为阴之"开";厥阴居东向南,阴气渐消,并合于阳,故为阴之"阖";少阴在正北方,冬至阴极而一阳生,故为阴之"枢"。

三阴三阳六气系统存在三大自稳调节机制,即太阳少阴的寒热调节、阳明太阴的燥湿调节和少阳厥阴的升降调节;三大系统失调,可以"开鬼门,洁净府,去宛陈莝",调畅人体表里内外上下之气机。《素问·六微旨大论》说明,天有六气阴阳,地有五行五方,天之六气配地之五行,在自然气候各自表现其生化特征,且具有一定的运行时序与方位,依序为东方风木、东南方君火、南方相火、西南湿土、西方燥金、北方寒水。六气三阴三阳与五行具有时序与方位的内涵属性。

天人相应的关键是把握天地阴阳动态节律的盈虚损益关系，"七损八益""天不足西北，地不满东南""春夏养阳、秋冬养阴"等都是对天地阴阳动态变化盈虚损益及调整的描述。《素问·阴阳应象大论》曰："法阴阳奈何……能知七损八益，则二者可调，不知用此，则早衰之节也。"从三阴三阳开、阖、枢方位可知，七是西方阳明燥金，由九到七阳气主降、主阖、主收；八是东北太阳寒水，虽然阴气最盛，但由一向三阳气主升主开主生。"七损八益"法则是三阴三阳升降沉浮、生长收藏、动态开阖的规律，《素问·四气调神大论》所谓的"春夏养阳，秋冬养阴"亦是同理。

仲景"六经辨证"的实质是"六气辨证"，三阴三阳开、阖、枢气化理论可以说是《伤寒论》的灵魂。《伤寒论》六经理论实质就是《伤寒论》将《黄帝内经》天人合一的气化理论系统地运用于临床实践，以三阴三阳六气为纲，是对《黄帝内经》三阴三阳开、阖、枢气化理论在病机、脉证、时位、方药等整个辨治过程的临床实践与创新总结。

《伤寒论》中六经病均有一个欲解时，如第9条、193条、272条、275条、291条、328条，说明六经各有一个欲解的时辰，而这些不同的时辰，代表大自然阳气的盛衰，紧密关系着六经的气血盛衰，它是天人相应思想的体现。《素问·脏气法时论》说："夫邪气之客于身也，以胜相加，至其所生而愈，至其所不胜而甚，至于所生而持，自得其位而起，必先定五脏之脉，乃可言其间甚之时，死生之期也。"

太阳病，欲解时，从巳至未上，即9~15时之间。因太阳病的病机为阳气被风寒之邪郁遏，故在9~15时这段阳气最旺的时间，人得天气之助，则正气盛而有病邪得解的可能。《素问·脏气法时论》曰："自得其位而起。"此之谓也。

阳明病，欲解时，从申至戌上，即15~21时之间；阳明病，热盛邪实之证，故于阳气衰减之时可能病邪欲解。

少阳病，欲解时，从寅至辰上，即3~9时之间；提示邪结少阳不得舒发之证，于一日阳气升发之时，邪有发越得解的可能。

太阴病,欲解时,从亥至丑上,即21~1时之间。

少阴病,欲解时,从子至寅上,即23~5时之间。

厥阴病,欲解时,从丑至卯上,即1~7时之间。三阴之为病,阳衰阴盛之证。故在夜半至天明的稍前稍后,即阳生、阳长之时,有病邪得解之机。

天气之阴阳盛衰对人的不同病证的预后有着不可忽视的影响。人体之气与自然一气周流,人体脏腑具有"脏气法时"的特点,其运动变化规律类同于自然气化,受到自然气化时序因素的影响,《素问·天元纪大论》:"至数之机,迫迮以微,其来可见,其往可追。"《素问·六节藏象论》:"不知年之所加,气之盛衰,虚实之所起,不可以为工矣。"因而在防治疾病过程中,要善于把握顺应自然之气的变化,顺时适势。

五运六气学说是《黄帝内经》气化理论的重要部分,但气化理论并不止于运气。气化论是运气学说所要阐述的核心,《黄帝内经》五运六气气化理论是中医学天人合一思想的理论基础和主要载体。气化论影响和促进了伤寒六经气化学说的产生和发展。《伤寒论》通过对《黄帝内经》三阴三阳开、阖、枢及六气标本从化等理论的应用,使得气化论、天人合一思想与临床实践紧密结合,创造了具有中医原创思维的临床特色优势及影响千年的理、法、方、药系统。

(五) 人体气化与自然标本中气之常变

标本中气理论来源于运气学说。标本中气以三阴三阳标识六气的发生、转化、时序、方位为其标;风、热、火、湿、燥、寒彰明六气气化特征和生化作用为其本。在本气之下,标气之上,而界于标本之间者为中气。故曰:"所谓本也,本之下,中之见也;见之下,气之标也。"因此,厥阴为标,风气为本;少阴为标,热气为本;太阴为标,湿气为本;少阳为标,火气为本;阳明为标,燥气为本;太阳为标,寒气为本。

六气标本中气的分配规律是:少阳以火为本,以少阳为标,以厥阴为中见之气;阳明以燥为本,以阳明为标,以太阴为中见之气;太阳以寒为本,以太阳为标,以少阴为中见之气;厥阴以风为本,以厥阴为标,以少阳为中见之气;少阴以热为本,以少阴为标,以太阳为中见之气;太阴以湿为本,以太阴为标,以阳明为中见之气。人生存在气交之中,六气的标本中气,其于人之应之者亦然。所以三阴三阳有一定的转化趋势,病可生于标、生于本、生于中气。《黄帝内经》中以三阴三阳标本中气及从化理论承载与体现了天人相应与同构,说明自然气候生化规律的常与变,类比于人体气化经络脏腑运作的常与变,说明天有六气,人亦有此六气,天有三阴三阳人,亦有此三阴三阳,六气统六经,人体生理运作特征与自然六气三阴三阳的生化相应与同构,同气相感,六经病证的发生是由六气的特性所决定的。从气化理论可推断出每一气、每一经易生之病,例如,少阳多热,太阴多湿;还可推断出每一气、每一经受病的发展趋势,例如,少阴从本化热与从标化寒,太阳有表寒、表里俱寒、表寒里热等证。

《黄帝内经》三阴三阳六气标本从化理论是《伤寒论》六经气化理论与实践的基础,为张仲景构建气化经络脏腑方药模式的伟大实践留下了宝贵的哲学思想指导和实践实证空间。

(六) 人体脏气法时顺应自然环境

《黄帝内经》气化理论认为,在生命演进过程中,生命具有时间演化流行的方向与秩序。如一日四时平旦、日中、黄昏、夜半的阴阳变化;一年四季春生、夏长、秋收、冬藏的阴阳变化;一年之中五运六气岁运通主一年,主客运、主客气分主时段的阴阳变化;六十年甲子乃至元会运世等更大周期的运气时序性与周期性变化等。强调从时空维度认识自然万物的生化时序与趋势演变,人体要顺时适势,道法自然,顺应自然的气化及其变化趋势。

《素问·脏气法时论》曰:"合人形以法四时五行而治""五行者……更贵更贱,以知死生,以决成败,而定五脏之气,间甚之时,死生之期也。"长期以来,谈脏气法时更重视此篇五脏病"愈""加""持""起"的时间、禁忌与治则,而忽略了脏气法时即五脏之气的生克制化,象法于四时五行,当法天时而治。

《素问·诊要经终论》及《素问·四气调神大论》等将一年十二个月中气化演变的状态与人体五脏之气相通应,强调"治不本四时,必内伤于五脏",指出诊治疾病时必须重视四时的变化。

1. 昼夜晨昏对人体的影响　在昼夜晨昏的阴阳变化过程中,人体也必须与之相适应。如"以一日分为四时,朝则为春,日中为夏,日入为秋,夜半为冬"(《灵枢·顺气一日分为四时》)。虽然昼夜的寒温变化,在幅度上并没有四时季节那样明显,但对人体也有一定的影响,"故阳气者,一日而主外,平旦人气生,日中而阳气隆,日西而阳气已虚,气门乃闭"(《素问·生气通天论》)。白昼为阳,夜晚为阴,人体也是清晨阳气初生,正午阳气隆盛,入夜则阳气内敛。人体阳气白天多趋于表,夜晚多趋于里的现象,反映了人体在昼夜阴阳的自然变化过程中生理活动的适应性变化。在病理上,一般而言,大多白天病情较轻,傍晚加重,夜间最重,呈现出周期性的起伏变化。故曰:"百病者,多以旦慧,昼安,夕加,夜甚。"临床观察发现,许多疾病的发病时间及引起死亡的时间是有一定规律的。如研究表明,五脏衰竭所致死亡的高峰时间一般在下半夜至黎明前,春夏季时期急性心肌梗死多发生在子时至巳时,而秋冬季,该病的发作多在午时至亥时。此外,人的脉搏、体温、耗氧量、二氧化碳的释放量、激素的分泌等,都具有昼夜的节律变化。根据中医运气学说,气候有着十二年和六十年的周期性变化,因而人体的发病也会受其影响。近年来,科学家们发现这种十二年或六十年的变化规律与太阳黑子活动周期(十一年或十二年)有关。太阳黑子的活动会使太阳辐射产生周期性变化,并强烈干扰地磁,改变气候,从而对人体的生理、病理产生影响。

2. 季节气候对人体的影响　在四时气候变化中,春属木,其气温;夏属火,其气热;长夏属土,其气湿;秋属金,其气燥;冬属水,其气寒。因此生物在这种气候变化的影响下,就会有春生、夏长、长夏化、秋收、冬藏等相应的适应性变化。人体必须与之相适应,"天暑衣厚则腠理开,故汗出……天寒则腠理闭,气湿不行,水下留于膀胱,则为溺与气。"(《灵枢·五癃津液别》)春夏阳气发泄,气血容易趋向于体表,表现为皮肤松弛,疏泄多汗等;秋冬阳气收藏,气血容易趋向于里,表现为皮肤致密,少汗多尿等。同样的情况,四时的脉象也有相应的变化。如"春日浮,如鱼之游在波;夏日在肤,泛泛乎万物有余;秋日下肤,蛰虫将去;冬日在骨,蛰虫周密"(《素问·脉要精微论》)。春夏脉多浮大,秋冬脉多沉小。这种脉象的浮沉变化也是机体受四季更迭的影响后,在气血方面所引起的适应性调节反应。又如人体气血的运行也与气候变化的风雨晦明有关,"天温日明,则人血淖液而卫气浮,故血易泻,气易行;天寒日阴,则人血凝泣,而卫气沉"(《素问·八正神明论》)。许多疾病的发生、发展和变化也与季节变化密切相关,如春季常见温病,夏季多发中暑,秋季常见燥症,冬季多有伤寒。

3. 地区方域对人体的影响　不同的地域环境拥有不同的地质、物候、气候等特点,地域不同,地区气候的差异,地理环境和生活方式、饮食习惯、居住条件等的不同,使得人们的生理活动、心理习惯、形体特征和身体状况等也有很大不同。古人很早就认识到地理环境对体质的影响,如江南多湿热,人体腠理多疏松;北方多燥寒,人体腠理多致密。每个地区各有其特有的地方病,不同地区人们的平均寿命也有很大的差别。《管子·水地》曰:"夫齐之水道躁而复,故其民贪粗而好勇。楚之水淖弱而清,故其民轻果而贼。越之水浊重而洎,故其民愚疾而垢。秦之水泔最而稽,淤滞而杂,故其民贪戾,罔而好事。齐晋之水枯旱而运,淤滞而杂,故其民谄谀、葆诈、巧佞而好利。燕之水萃下而弱,沉滞而杂,故其民愚戆而好贞,轻疾而易死。宋之水轻劲而清,故其民闲易而好正。"认为不同地域的水质对人的心理素质、性格特征、行为方式会产生影响。

在《素问》中就这个问题作了较详尽的论述,《素问·五常政大论》说:"高者其气寿,下者其气夭,地之小大异也,小者小异,大者大异。故治病者,必明天道地理。"正是由于人体本身及人与自然界之间存在着既对立又统一的关系,所以对待疾病因时、因地、因人制宜,就成为中医治疗学上的重要原则。因此在对病人作诊断和决定治疗方案时,必须注意分析和考虑外在环境与人体情况的有机联系以及人体局部病变与全身情况的关系,这就是中医学整体观念的体现。

三、人与社会和谐统一

人既有自然属性,又有社会属性。社会是生命系统的一个组成部分,社会性是人的特征之一。人从婴儿到成人的成长过程就是由生物人变为社会人的过程。人生活在社会环境之中,社会环境不同,可造成个人身心功能与体质的差异。社会生态变迁与人的身心健康和疾病的发生有着密切关系。社会角色、地位的不同,以及社会环境的变动不仅影响人们的心身机能,而且疾病谱的构成也不尽相同。如《医宗必读·富贵贫贱治病有别论》:"大抵富贵之人多劳心,贫贱之人多劳力;富贵者膏粱自奉,贫贱者藜藿苟充;富贵者曲房广厦,贫贱者陋巷茅茨;劳心则中虚而筋柔骨脆,劳力则中实而骨劲筋强;膏粱自奉者脏腑恒娇,藜藿苟充者脏腑恒固;曲房广厦者,玄府疏而六淫易客,茅茨陋巷者,腠理密而外邪难干。故富贵之疾,宜于补正,贫贱之疾,利于攻邪。"指出了社会经济和政治地位的不同对人体体质所造成的截然不同的影响。例如,富贵之人多劳心,居处饮食条件优越,很少经受风雨的洗礼,一般缺乏体力锻炼,所以大多筋柔骨脆,容易患虚弱性的病症;贫贱之人多劳力,居处饮食条件差,又多受风雨侵袭,使他们的筋骨肌腠几经磨炼多强健致密,故很少患外感疾患和内伤虚证,而多为实证。

中医学从天人合一的整体观念出发,强调医者应上知天文,下知地理,中知人事,治病宜不失人情。政治、经济、文化、宗教、法律、婚姻、人际关系等社会因素,都影响人体的各种生理、心理活动和病理变化。一般来说,良好的社会环境,有力的社会支持,融洽的人际关系,可使人精神振奋,勇于进取,有利于身心健康;而不利的社会环境,可使人精神压抑,或紧张、恐惧,从而影响身心健康。人体必须进行自我调节,与之相适应,才能维持生命活动的稳定、有序、平衡和协调,这就是人与社会环境的统一性。太平之世多长寿,大灾之后,必有大疫,这是朴素的社会医学思想。社会安定,人的生活有规律,抵抗力强,各方面的需要得以保障,人民就会少病而轻,寿命也较长。若社会大乱,人的生活不规律,则抵抗力就下降,各种疾病更易发生。

另外,个人的社会地位的改变、势必带来物质和精神生活上的变化,这对人的身心机能影响也很大。如《黄帝内经》说"故贵脱势,虽不中邪,精神内伤,身必败亡。始富后贫,虽不伤邪,皮焦筋屈,痿躄为挛""尝贵后贱,名曰脱营""尝富后贫,名曰失精"。所以,古人主张不要把贫富、贵贱等物质欲望看得太重,否则会影响健康,应该如《黄帝内经》所言:"恬淡虚无,真气从之,精神内守,病安从来。"随着科学的发展,社会的进步,社会环境的变迁,对人的身心机能的影响也在发生变化。现代社会的"科技综合征""抑郁症""慢性疲劳综合征"等的发生与社会因素有着密切关系。

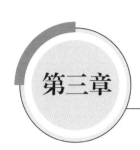

第三章 整体观的中医临证论

中医整体观只有通过反复实践才能做到合理的自身诠释和良性的传承发展。在两千多年的历程中,中医整体观从天人合一角度,解释了自然规律,人体生理规律,病理规律,揭示了人与自然的密切关系,指导人们预防和治疗疾病。

第一节 说明人体脏腑形态和生理功能

一、五脏一体观

五脏一体观,是指以五脏为中心的结构与机能相统一的观点。中医学认为:人体外在的眼、舌、口、鼻、耳、前后二阴官窍,以及筋、脉、肉、皮、骨等形体组织,分别归属于五个生理系统,这五个生理系统以肝、心、脾、肺、肾五脏为中心,且互相之间存在协调统一的关系,因此这些外在官窍及形体的功能,不仅与其所归属脏腑密切相关,还与其他脏腑的功能相关联,共同完成人体统一协调的机能活动。由此可见,人体外在的官窍、形体功能属于整体机能的一部分,且与内在的脏腑密切联系,这充分体现了人体外在与内在的整体统一性。

心居于胸中,为阳中之阳,五行属火,故被称作"阳脏""火脏"。心在体合脉,是指人体血脉统属于心,且由心主司。其华在面,是指面部的色泽可反应出心脏精气的盛衰。"有诸内,必形诸外",相对应的体表组织器官可显露出内在脏腑机能及精气的强弱、盛衰。心在窍为舌(心开窍于舌),

是指舌的变化能反映出心的功能常变及精气盛衰,因而心主血脉、心藏神功能正常与否可通过观察舌的变化来了解。心在志为喜,即喜志与心的生理功能相关。《素问·阴阳应象大论》:"在脏为心,在志为喜。"一般来说,"喜"属于人体因外界刺激表现出的良性反应。喜乐愉悦有益于心主血脉的功能,所以《素问·举痛论》说:"喜则气和志达,营卫通利。"但喜乐过度则可使心神受伤,如《灵枢·本神》说:"喜乐者,神惮散而不藏。"对心主神志的功能进行分析,又有太过、不及的状态变化。精神亢奋可使人喜笑不休,精神萎靡可使人易于悲哀,如《素问·调经论》说:"神有余则笑不休,神不足则悲。"另外,心主神明,为一身之主,五志中不仅喜能伤心,其余四志过极均会损伤心神。所以《灵枢·邪气脏腑病形》:"愁忧恐惧则伤心。"心在液为汗,是津液通过阳气的蒸化后,经汗孔排于体表的液体,如《素问·阴阳别论》说:"阳加于阴谓之汗。"心在液为汗,是指心精、心血为汗液化生之源,《素问·宣明五气》有"五脏化液,心为汗"之说。

　　肝位于右上腹,藏于右侧膈下肋骨内部,其五行属木,与六腑之一的胆相关,所谓"肝胆相照"即是指肝胆的关系,肝与四时之春相应,与五官之目相联。肝主疏泄,是指肝有疏通、畅达气机的功能。气机指气的运动,人体各组织、器官的生理、病理活动均依赖于气机。而肝的疏泄功能对于人体气机的调畅发挥着重要作用,肝的疏泄正常,则周身气机调畅,各组织器官的生理活动正常进行。肝主疏泄的内涵主要有以下四点:①促进血液运行和津液代谢。血液运行和津液代谢均赖于气的推动作用和气机运行,而脏腑的生理活动亦要依靠肝的疏通功能,方能畅达有序。因此肝主疏泄功能正常,则气机调畅,血液正常运行,津液正常代谢。②促进脾胃运化和胆汁分泌排泄。脾胃是水谷运化的主要脏器,而肝的疏泄功能可协助脾胃运化水谷。一方面,肝的疏泄可调畅脾胃气机,维持脾胃升清、降浊的功能,以保证消化吸收正常。另一方面,肝能促进胆汁的分泌与排泄,肝之余气积聚而为胆汁,有助于脾胃的消化吸收。③调畅情志活动。心主管情志活动,肝的疏泄功能也与情志密切相关。这是由于正常的情志活动依赖于气机的调畅,肝能通过疏通气机发挥调畅情志的功能。肝的疏泄正常,则人体气机调畅,心情开朗,情志条达,既无亢奋,也无抑郁。④促进排精与排卵。女性月经来潮与经期、经量,以及男子排精,均与肝的疏泄功能关系密切。肝气畅达,则血脉通畅,月经规律,经期、经量均正常。女子的周期性排卵、男子精液的贮藏与施泄,均为肝肾的闭藏与疏泄作用相互协调的结果。另外,肝还有藏血的功能,肝藏血主要是体现肝贮藏血液、调节血流量、防止出血的作用。人体各部位的血量处于相对恒定的状态,但随着机体情绪的变化、活动量的增减及气候等因素的刺激,血量在人体各部位的分布也会随之改变。当人处于情绪激动或活动剧烈时,肝脏将贮藏的血液向人体外周输布。当人处于情绪稳定或安静状态时,机体外周所需血量相对减少,外周的部分血液便归藏于肝,此时肝脏的贮存血量相对增加。这种外周循环血量及肝内所贮血量分布多少的变化,即是肝主藏血功能调节血量的表现。

相较现代医学对于肾脏的认识,中医学对肾内涵的认识更为广泛。中医认为肾是与膀胱、脑、髓、骨、发、耳、二阴(生殖及二便的排泄系统)等密切相关的功能系统,该功能系统以肾为中心,肾包涵多种功能且对人体极其重要,与人体生长发育、生殖、内分泌、代谢、消化、体能、智力等都有直接或间接的关系。肾藏精是其主要生理功能,指肾对于精气能起到闭藏作用。肾闭藏精气的作用,主要是使精气不会无故流失影响机体的生长、发育和生殖功能,为精气创造良好条件,使其在体内充分发挥应有的效应。肾主水液,是指肾的气化功能发挥着调节体内津液输布和排泄平衡的重要作用。故《素问·逆调论》说:“肾者水脏,主津液。”肾主纳气,主要指肾能够摄纳肺吸入的清气,防止呼吸表浅。中医认为人的呼吸功能正常与否,除了由肺来主司,还与肾密切相关。具体表现为,肺吸入的清气必须由肾来摄纳以下达至肾,才能保持平稳和深沉的呼吸运动,从而保证体内外气体得以正常交换。究其根本,肾主纳气为肾主封藏在呼吸运动中的具体体现。《难经·四难》说:“呼出心与肺,吸入肾与肝。”《类证治裁·喘证》亦说:“肺为气之主,肾为气之根,肺主出气,肾主纳气,阴阳相交,呼吸乃和。”

《素问·灵兰秘典论》:“肺者,相傅之官,治节出焉。”肺在体合皮,其华在毛,在窍为鼻,在液为涕,在志为悲(忧)。手太阴肺经与手阳明大肠经相为表里,分别属络于肺与大肠。肺为阳中之阴,五行属金,与秋气相通应。肺主气司呼吸功能正常与否,除与肺本身的生理功能相关,还与气道的通畅有关。肺主一身之气,是指肺主持、调节全身各脏腑经络之气,主要体现在气(特别是宗气)的生成方面。宗气积于胸中,由脾胃化生之水谷精气及肺吸入的自然界清气相结合。因此,宗气的生成受到肺呼吸功能的直接影响,而肺气也协助宗气通过心脉布散至全身。所以肺主持一身之气的作用可体现于生成与布散宗气。其次,肺主一身之气还体现在调节全身气机。实际上,全身之气升降出入运动的主要表现就是肺的呼吸运动。肺主宣发,即肺具有向上、向外升宣布散的生理功能。肺主宣发主要体现在以下三个方面:①通过肺的气化,不断向体外排出体内的浊气;②使气血、津液输布至全身,以滋养濡润脏腑、器官;③宣发卫气,以调节腠理之开合,将代谢后的津液化为汗液通过汗孔排出体外。所谓肃降,即肃清、排出肺内异物与毒。肺为娇脏,为清虚之脏,不容异物,毫毛必咳,肺脏容不下任何异物和水湿痰浊的停留。由此可见,肺的清肃功能,体现了机体的自卫功能。而肃降的"降"是指肺气向下通降的生理作用。肺主通调水道是指肺能够调节水液代谢,首先体现在肺通过宣发功能,将水谷精微和津液宣散于周身,布散于体表的津液则通过汗孔排泄于体外;其次体现在肺气肃降,维持水道通畅。全身血液都朝会于肺即是肺朝百脉,全身血液通过肺脉流注于肺,在肺内通过呼吸进行气体交换,再次输布全身。血非气不运,肺主一身之气,调节全身气机运行,血液的正常运行亦赖于肺的敷布和调节。

　　脾位于中焦,主运化、升清、统摄血液。脾胃相为表里,同属于消化系统主要脏器,脾胃运化的水谷精微促进气血津液的生化并维持机体生命活动,故称脾胃为"后天之本",气血生化之源。脾主运化,是指脾能够把水谷(饮食物)化为精微,并将其转输至全身,包括运化水谷精微和运化水液两个方面。运化水谷精微是指对饮食物的消化吸收及转输,饮食物受纳入胃,由脾的运化功能转化为精微物质,转输至心肺,布散于全身,充分濡养各脏腑、组织、器官,维持正常的生理功能。运化水液,是指脾能够吸收、转输和布散水液。脾气主升,是指脾气向上升散的功能特点。主要包括两个方面的内容:①脾主升清,是指脾能够上升和布散精微物质。水谷精微在脾的升清作用下,上输于心肺,化生气血,营养全身。②脾主升提,以维持内脏的正常位置。体内脏器组织,均维持在各自固定位置而不下陷,这依赖于脾气的升提作用。③脾主统血,是指脾能控制、统摄血液,使血液行于脉内,而不溢于脉外。脾的统血功能与"脾为气血生化之源"密切相关。脾的运化功能健旺则气血充盈,气的固摄作用正常则能统摄血液于脉内。

二、形神一体观

形体与精神是生命存在的两大要素,形体与精神为统一的整体,既相互依存又相互制约。"形与神俱""形神合一",古人认为生理和心理功能的有机融合构成了人体正常的生命活动。"形神一体观"是关于神与形之间相互关系的哲学认识和理解,《黄帝内经》中的"形神一体观"主要是在于说明形与精的辩证统一。首先,神的盛衰直接由形的强弱决定。如《灵枢·营卫生会》中所论述:"壮者之气血盛,其肌肉滑,气道通,营卫之行,不失其常,故昼精而夜瞑。老者之气血衰,其肌肉枯,气道涩,五脏之气相抟,其营气衰少而卫气内伐,故昼不精,夜不瞑。"又如《灵枢·邪客》曰:"心者,五脏六腑之大主也,精神之所舍也,其脏坚固,邪弗能容也,容之则心伤,心伤则神去,神去则死矣。"由此可见,形的强弱可直接或间接影响神的盛衰,而时至今日,这一观点已得到医学界广泛认可。进而言之,精神反过来也可影响形体,神的盛衰能影响人的身体状况。如《素问·移精变气论》中所论述:"往古人居禽兽之间,动作以避寒,阴居以避暑,内无眷慕之累,外无伸宦之形,此恬淡之世,邪不能深入也。"指出古人由于很少有精神因素的影响,疾病分类较为简单。又如《素问·汤液醪醴论》曰:"嗜欲无穷,而忧患不止,精气弛坏,荣泣卫除,故神去之而病不愈也。"由此可见,精神因素会直接影响疾病的愈后,而这些都反映了《黄帝内经》中对"形"与"神"辩证统一的认识,与此同时可以归纳为形为神之质,神为形之用。"形乃神之体,神乃形之用",是指形体是精神的物质实体,而精神是形体衍生的产物。《黄帝内经》认为神是由五脏产生的,是五脏的生理功能。如《素问·六节藏象论》曰:"心者,生之本,神之变也……肺者,气之本,魄之处也……肝者,罢极之本,魂之居也……"所以中医学认为人的形与神是辩证统一的,形与神的统一,是生命活动的基本特征。"形"与"神"辩证统一,相互依存,神离不开形之物质基础,形也不能离开神单独存在。"形神一体观"贯穿于整个中医学体系,是整体观念的组成部分。

第二节　阐释病因病机和发病

中医学受整体观念的指导,认为人体生理活动的正常进行一方面由各脏腑组织的功能发挥作用,另一方面则赖于脏腑组织间相辅相成的协同作用及相反相成的制约作用维持平衡。人体的局部与整体相统一,每个脏腑均有不同的功能,但均在整体之下分工合作、有机配合。中医学在认识和分析疾病时,亦是首先从整体出发,着眼于局部病变引起的整体病理变化,并将局部与整体病理反应统一起来。一般情况,人体局部的病理变化与全身的脏腑、阴阳、气血盛衰及失调有关。脏腑与组织器官是相互影响的,即体内脏腑发生病变时,可通过经脉反应于体表相应组织器官;组织器官发生病变时,也可通过经脉影响相关脏腑;而脏腑发生病变时互相之间又可传变。脏腑和组织器官在生理、病理上相互联系、相互影响,因而在诊治疾病过程中,可通过外在的形体、面色、舌象、脉象等变化,来了解和判断内在脏腑的病变,以辅助诊断,进而指导治疗。由于人体各脏腑组织器官在生理上相互联系,相互制约,发生疾病时必然也会相互影响,即任何脏腑发生病变,均可通过经脉反应于体表的组织器官;体表组织器官病变也可通过经脉影响脏腑;脏腑病变也可相互传变。因此中医在分析病理机制时,着重观察局部病变引起的整体变化,着眼于整体病理反应,把局部与整体统一起来。如:心与小肠相表里,开窍于舌,因此口舌糜烂可采用清心热泻小肠火的方法。它如"从阴引阳,从阳引阴,以右治左,以左治右"(《素问·阴阳应象大论》）"病在上者下取之,病在下者高取之"(《灵枢·终始》)等,都是在整体观指导下确定的治疗原则。

一、气候变迁的影响

自然环境不仅影响人体的生理机能,自然界气候变化还与病理反应息息相关。生物的生、长、化、收、藏受到四时气候变化的影响,但有时也会对生物生存造成不利影响。人类对自然环境的适应能力有一定限度,如发生气候剧变,人体未能顺应自然界变化规律,人与自然不相适应,或自然环境的变化超出人体的调节能力,或机体调节机能失常,对自然变化不能做出恰当的适应性调节,此时就会产生疾病。

由于气候变化在四时有各自不同特点,因此根据疾病的病机及易感差异,不同疾病有其好发季节和流行季节。某些慢性疾病的加剧和发作也与季节气候变化有关。在不同季节,五脏疾病变化发展的规律也不尽相同,春病易伤肝,夏病易伤心,长夏病易伤脾,秋病易伤肺,冬病易伤肾,如《素问·金匮真言论》所言:"东风生于春,病在肝,俞在颈项;南风生于夏,病在心,俞在胸胁;西风生于秋,病在肺,俞在肩背;北风生于冬,病在肾,俞在腰股;中央为土,病在脾,俞在脊。故春气者病在头,夏气者病在脏,秋气者病在肩背,冬气者病在四肢。故春善病鼽衄,仲夏善病胸胁,长夏善病洞泄寒中,秋善病风疟,冬善病痹厥。故冬不按跷,春不鼽衄,春不病颈项,仲夏不病胸胁,长夏不病洞泄寒中,秋不病风疟,冬不病痹厥,飧泄而汗出也。"

《内经》提出风寒暑湿燥火是引起一切疾病的病理基础:"夫百病之生也,皆生于风寒暑湿燥火,以之化之变也。"风为百病之始,这是由于风为阳邪,其性上扬,善行而数变,常与其他外邪相兼为病。《素问·阴阳应象大论》提出:"风胜则动,热胜则肿,燥胜则干,寒胜则浮,湿胜则濡泻。"揭示出自然界的风、热、燥、寒、湿邪气过胜,会直接引起人体不同的疾病表现。

《素问·八正神明论》认为月亮的盈亏变化对人体气血盛衰也会产生影响,要根据月相来进行补泄治疗:"月生无泻,月满无补,月郭空无治。"《素问·四气调神论》提到了季节对脏腑病变的影响,若人体不顺应四时之气的变化规律,则会出现阴阳逆乱,导致疾病的发生,"逆春气则少阳不生,肝气内变;逆夏气则太阳不长,心气内洞;逆秋气则太阴不收,肺气焦满;逆冬气则少阴不藏,肾气独沉"。

即使一天当中,昼夜、时辰的变化也会影响疾病的发生发展。多数疾病的病情白天较轻,夜晚较重,故曰:"夫百病者多以旦慧、昼安、夕加、夜甚……朝则人气始生,病气衰,故旦慧;日中人气长,长则胜邪,故安;夕则人气始衰,邪气始生,故加;夜半人气入脏,邪气独居于身,故甚也。"(《灵枢·顺气一日分为四时》)由于人体的阳气在早晨、中午、黄昏、夜半依次表现出生、长、收、藏的规律,因此病情依次有慧、安、加、甚的变化。《灵枢·顺气一日分为四时》中详细描述为:"春生夏长,秋收冬藏,是气之常也,人亦应之,以一日分为四时,朝则为春,日中为夏,日入为秋,夜半为冬。"若人体的运行违反了自然规律,则会出现季节性的疾病,即"其伤于四时之气皆能为病"(《伤寒论·伤寒例》)。《素问·生气通天论》曰:"因于露风,乃生寒热。是以春伤于风,邪气留连,乃为洞泄。夏伤于暑,秋为痎疟。秋伤于湿,上逆而咳,发为痿厥。冬伤于寒,春必温病。四时之气,更伤五脏。"

人体活动违反了自然规律,则会引起阴阳失调,正气虚弱,容易感邪伤身而发为疾病。人事与天道相参,人道应顺从天道。人与天地间万物同源于气,人体的构造及生命节律也与天地相通。人与天地之气相通,人的生命活动与四时气候相应,时令节气的变化会直接或间接地影响人体。例如:十一月冬至,人体之阳气运行升聚至头部。《淮南子·天文训》:"阳生于子,故十一月日冬至,鹊始加巢,人气钟首。"人的体质、疾病的发生还会随着地域的差异发生变化。《淮南子·地形训》中详细论述了地理环境及气候条件对人的体形、性格、健康状况的影响。《淮南子·地形训》曰:"土地各以其类生……障气多暗,风气多聋,林气多癃,木气多伛,岸下气多肿,石气多力,险阻气多瘿,暑气多夭,寒气多寿,谷气多痹,丘气多狂……皆象其气,皆应其类。"《淮南子》认为性命的寿夭、性格的差异、疾病的发生皆与地理环境密切相关。

人体养生、预防疾病体现了"天人合一"的整体观,自然界的变化与人体及疾病密切相关,《黄帝内经》中重视未病先防、既病防变的思想,如《素问·上古天真论》中载:"虚邪贼风,避之有时,恬淡虚无,真气从之,精神内守,病安从来。"阐释出气候对人体的影响。疾病的发生和流行情况会因气候变化而有所差异,临床中需根据情况制定相应的预防和治疗措施。《素问·气交变大论》中"民病飧泄、食减、体重、烦冤、肠鸣、腹支满,上应岁星""民病中清,胠胁痛,少腹痛,肠鸣溏泄"等,说明气候对于人体的影响,太过或不及,可引起肝脾之病,在情志上易使人发怒,故在预防时应从调理肝、脾入手,在情志调治上要注意调畅情志,防止发怒。

《黄帝内经》中提出"顺天应时"。《素问·生气通天论》云:"苍天之气,清净则志意治,顺之则阳气固,虽有贼邪,弗能害也,此因时之序。故圣人传精神,服天气,而通神明。失之则内闭九窍,外壅肌肉,卫气解散,此谓自伤,气之削也。"即阳气固者,脏气固其内,腑气固其外也,邪风贼气不能犯,皆在于因时之序而自调摄。此处提出的"天人相应观"认为:人体生命活动与自然界阴阳运动变化相通应,只有顺应四时气候变化的规律和次序,才能情绪平和,精神内守。《素问·宝命全形论》"人以天地之气生,四时之法成""人能应四时者,天地为之父母;知万物者,谓之天子"。《类经》十九卷解读此句认为:"天地之间,唯人为贵,乾称乎父,坤称乎母,故以天地之气生。春应肝而养生,夏应心而养长,长夏应脾而养化,秋应肺而养收,冬应肾而养藏,故以四时之法成。"阐释了人应四时则益的思想。

《素问·四气调神大论》云:"春三月,此谓发陈。天地俱生,万物以荣,夜卧早起,广步于庭,被发缓形,以使志生,生而勿杀,予而勿夺,赏而勿罚,此春气之应,养生之道也;逆之则伤肝,夏为寒变,奉长者少……冬三月,此谓闭藏。水冰地坼,无扰乎阳,早卧晚起,必待日光,使志若伏若匿,若有私意,若已有得,去寒就温,无泄皮肤,使气亟夺。此冬气之应,养藏之道也;逆之则伤肾,春为痿厥,奉生者少。"该篇提出了人体起居养生的基本法,人的行为起居、情志活动适应自然界春、夏、秋、冬四时阴阳消长变化,与天地万物的生、长、收、藏的规律一致,以保持机体内阴阳相对平衡,起到防病保健的作用。

自然界有春、夏、秋、冬的四季气候变化,包括人类在内的生物界为适应四季变化就有了生、长、收、藏的规律。无病顺养的"顺",就是要天人相应,也就是顺应所谓的生物钟现象,适应自然界变化规律,从而寻求人体自身的客观规律性。人的行为、起居及精神、情志都需要顺应四季变化,适时地进行调养及维护,使人体一身之气与天地四时的规律相一致,才能达到"养生""养长""养收""养藏"的目的。如果人的行为、起居、精神、情志违反四时变化规律,则会对人体造成危害,内伤五脏。其辞云:"逆春气则少阳不生,肝气内变。逆夏气则太阳不长,心气内洞。逆秋气则太阴不收,肺气焦满。逆冬气则少阴不藏,肾气独沉。"

《素问·四气调神大论》又从理论上对"时间养生"概念进行了深入总结,首次提出了"春夏养阳,秋冬养阴"的经典养生法则,并提出"治未病"的重要养生思想。该思想一方面倡导人们春夏养护人体的阳气,秋冬养护人体的阴气,顺应自然界四时变化来养生调摄;另一方面认为阳虚患者应借助春夏的阳旺阳升使用助阳药物,达到人体阳气顺之欲升欲旺之势,尤其是针对慢性结肠炎、支气管哮喘、老年慢性支气管炎、风湿性关节炎及类风湿关节炎等均有良好的临床疗效,现统称其为"冬病夏治"。《张氏医通》为清代医家张璐所著,其运用"春夏养阳,秋冬养阴"之法,于夏季阳气最旺之时采用贴敷疗法治疗哮喘,"冷哮灸肺俞、膏肓、天突,有应有不应,夏月三伏中,用白芥子涂法,往往获效"。对于阴虚患者应顺应秋冬阴盛阳降的特点使用滋阴药物,使人体阴气顺其势欲盛欲降,以达到助阴的目的。

据邓云特的《中国救荒史》统计,魏晋南北朝时期灾害总数高达621次。公元3世纪下半叶,中国气候极端寒冷、干燥,281—290年的十年间气温严重偏低,且连续多年气候干旱,甚至每年5月就出现霜降。正是在此背景下,张仲景总结前代医家的治病经验,并结合当时所处的寒冷环境特点撰写了《伤寒杂病论》。序中谈道:"余宗族素多,向余二百,建安纪元以来,犹未十稔,其死亡者,三分有二,伤寒十居其七。"可知当时伤寒所致疾病的严重性。通过统计《伤寒论》现存的 113 方,以热性药物为主的方剂占据大半,全书处处体现出温阳气、祛邪气、保胃气的思想。

　　明清温病四大家叶天士、吴鞠通、薛雪和王孟英的生活年代基本上是寒冷期后气温回暖的时期,叶天士创立了卫气营血辨证方法,阐明了温病病机变化及其辨证论治规律。他所著的《温热论》是温病学理论的奠基之作。吴鞠通著《温病条辨》,倡导三焦辨证,使温病学形成了以卫气营血、三焦为核心的辨证论治体系。此时期对温病学的研究呈现出百家争鸣的局面,被视为温病学的形成阶段。温病理论在病因上强调了人体感受温热之邪,立法用药上确定了辛凉解表、轻清宣透的原则,重视温邪致病,强调温邪伤阴,建立了以寒凉药物为核心的治疗体系。因此在某种意义上说,温病学的形成是适应了气候变化的。

　　新型冠状病毒肺炎疫情的暴发与流行对人类社会安全造成严重危害,同时也考验着世界各国公共卫生系统应对大型突发性传染病的防控能力。历史上人际传播的冠状病毒科、正黏病毒科传染病多暴发于北半球亚热带季风气候地区及冬春季节,而黄病毒科传染病多暴发在热带地区及高温多雨的夏秋季节。全球变暖和极端天气引起传染病的暴发及传播。人类对生态系统平衡的影响,迫使病毒宿主栖息地迁移和不同病毒宿主聚集,增加病毒变异概率和传染病暴发的风险。

二、社会发展的影响

　　人在特定的社会环境中生活,社会环境必然会影响到人。人生活在群体之中,是社会的一分子,人的行为和意识均有一定社会属性。社会是人生活活动的意识环境,社会影响人的意识活动,人与社会是一个整体。在现实上,人的本质是一切社会关系的总和。人既有自然属性,又有社会属性,社会是生命系统的一个组成部分。

　　《黄帝内经》中的"天"包含气候、天象、天气等,同时还包含"地"以及环境中的各种因素;既包含"形而下"的内容,也包含"形而上"的内容,既有直接的"象"，也有"象"背后蕴含事物变化规律的"道"。因此可以说，"天"不仅是指产生人并影响人的自然之天，其内涵还包括人事社会之天。"夫道者，上知天文，下知地理，中知人事，可以长久……"（《素问·气交变大论》），文中将人事同天地并列，因此说人事属社会意义上的天。人的社会属性很早就被中医学注意到，认为人体健康会受到社会环境优劣或动荡变化等社会因素的影响，因此将人事社会之天同自然之天并列而论。在《素问·移精变气论》和《素问·汤液醪醴论》中，岐伯回答了古时与今世疗效差异的问题，认为是由于社会之天变化，生活方式及生活条件随之发生改变，病情和治疗方法也与古人不同，随之发生变化。《素问·阴阳应象大论》在谈到"生乃不固"的两个原因时，就指出一是自然之天的方面，一是社会之天-人的方面，"故喜怒伤气，寒暑伤形……喜怒不节，寒暑过度，生乃不固。"（《素问·阴阳应象大论》）"故贵脱势，虽不中邪，精神内伤，身必败亡。始富后贫，虽不伤邪，皮焦筋屈，痿躄为挛。"（《素问·疏五过论》）此"贵脱势"，说的就是社会地位的变化。明代的张介宾云："以五方风气有殊，崇尚有异，圣人必因其所宜而为之治。"（《类经·论治类》）中说明了人的健康与社会的关系，认为人在社会环境中生活，人的身心健康与疾病受到社会生态变迁的影响。社会地位、角色的差异及社会环境的变动，除了影响人们的心身健康，还影响着疾病谱的构成。

　　人身心机能上的众多差异，往往与社会地位、经济状况相关，临床诊治过程中要充分考虑到这些因素。晋代的医家葛洪云："故一人之身，一国之象也；胸腹之设，犹宫室也；支体之位，犹郊境也；骨节之分，犹百官也……神犹君也，血犹臣也，炁犹民也。故至人能治其身，亦如明主能治其国。夫爱其民，所以安其国；爱其气，所以全其身。民弊国亡，气衰身谢。"（《抱朴子》）以上这种身国合一、身国同构的观念，体现出人与社会的整体性。

　　人是社会的参与者，人与社会是统一的整体。经济、政治、人际、文化等多种社会环境变化制约并影响着人的心理、生理活动及病理变化。《素问·玉机真藏论》曰："忧恐悲喜怒，令不得以其次，故令人有大病矣。"提出社会环境因素会引起人原有的生理、心理活动失调，从而诱发多种身体、心理疾病,患病者原有病情还会加重。因此强调医家分析认识病因病机,须考虑到环境变化与人身心活动的关系,以此来进行预防、诊断、治疗等临床实践。

三、饮食习惯的影响

《素问·平人气象论》说:"人以水谷为本。"这说明人体依赖于后天水谷的滋养,水谷是人体不断生长发育的物质基础。但饮食营养失当,也会引发各种疾病。《素问·六节藏象论》曰:"天食人以五气,地食人以五味",提出天地自然间存在的饮食五味等物质是人体营养物质的来源。中医学认为,饮食有酸、苦、甘、辛、咸五味之不同,统称为"味"。不同的味功效不同,对应到人体五脏之"所喜所归"也有差异。《灵枢·五味》云:"五味各走其所喜。"说明五味与五脏有一定的亲和性。《素问·至真要大论》说:"夫五味入胃,各归所喜,故酸先入肝,苦先入心,甘先入脾,辛先入肺,咸先入肾。"表明五味进入胃中,各归其所喜入之脏腑。《灵枢·五味》根据"五味入口也,各有所走,各有所病"归纳五味太过与五脏五体病变的关系,如"酸走筋,多食之,令人癃;咸走血,多食之,令人渴;辛走气,多食之,令人洞心"。虽然五味本身不能致病,但一旦它们因为数量的积蓄,改变了机体的适应能力而激发反应力的时候,便可诱发疾病或改变机体生理效能,继之发生体质的变应,甚至危及生命。

饮食五味搭配调和,才有利于健康。《素问·生气通天论》曰:"是故谨和五味,骨正筋柔,气血以流,腠理以密,如是则骨气以精,谨道如法,长有天命。"说明饮食的搭配贵在均衡平和,不能偏嗜一味太过,五味合五脏,五味搭配和谐,气、血、筋、骨、腠理才能得五味之滋养而强盛不衰,利于健康长寿。

五味调和则能滋养五脏,补益五脏之气,强身健体;五味太过或不及,则会引起相应脏气的偏盛偏衰,使脏腑功能失去平衡,成为疾病和早夭的根源,即《素问·至真要大论》所说的"久而增气,物化之常也。气增而久,夭之由也"。再如《素问·五脏生成》所说的"多食咸,则脉凝泣而变色;多食苦,则皮槁而毛拔;多食辛,则筋急而爪枯……多食甘,则骨痛而发落"。以上诸证皆为"五味之所伤"引起,这些论述说明饮食五味偏嗜会对人整体产生综合影响,不仅仅作用于一脏一腑,因此养生应"谨和五味"。

(一)因时制宜

《素问·四气调神大论》提出"春夏养阳,秋冬养阴"的四时顺养原则,是因为随着季节的交替,日月更迭,人的体质会发生相应的变化,在养生保健时要顺应时气的变化特点,做到毋逆天时,勿失气宜。饮食养生也应因遵循四时寒热温凉的变化,选取适当性味的食物,如"春省酸增甘以养脾气,夏省苦增辛以养肺气,长夏省甘增咸以养肾气,秋省辛增酸以养肝气,冬省咸增苦以养心气"。春季万物复苏,当减食酸味增食甘味以养脾气;夏季气候炎热,人体阳气最为旺盛,当减食苦味增食辛味以养肺气;长夏闷热主湿,应减食甘味增食咸味以养肾气;秋季主收,气候干燥,万物生长平缓,应减食辛味增食酸味以养肝气;冬季气候寒冷,万物收藏,应减食咸味增食苦味以养心气。五脏应四时,应依据五脏乘克关系,调平五脏之气以达平衡状态,使其不至太过或不及。

(二)因地制宜

《素问·异法方宜论》曾载"东方之域,天地之所始生也。鱼盐之地,海滨傍水,其民食鱼而嗜咸""南方者,天地之所长养,阳之所盛处也""西方者,金玉之域,沙石之处……其民华食而脂肥""北方者,天地所闭藏之域也……其民乐野处而乳食""中央者,其地平以湿,天地所以生万物也众。其民食杂而不劳"。不同的地域环境、气候、饮食习惯及生活方式不尽相同,人体的生理和病理特点也存在差异,因此食养也应参考当地的特征。北方天气寒冷,北方人饮食厚浊,体质壮实,进补时可食用大温大热之品,如羊肉、狗肉等;南方人体质柔弱,宜选用温补之品,如鸡肉、猪肉等;西北地区干燥且多风,燥易伤肺,宜多吃滋阴润肺之品,如梨、蜂蜜、百合、银耳等;东南沿海地势低洼,湿气较重,应适当食用冬瓜、薏仁、冬笋、扁豆、玉米等健脾利湿之品。

（三）因人制宜

因性别、年龄、体质等的差异，饮食调养也有所不同。不同的年龄阶段，需要摄入的营养情况也不同。青少年身体生长发育迅速，应注意补充蛋白质和热能，保证全面均衡的营养搭配；中年人的身体各方面机能已完全成熟，可根据需要维持日常饮食；老年人身体免疫力低，胃肠道消化功能下降，应重视摄入钙、铁、锌等微量元素，保持清淡饮食。性别上，《灵枢·五音五味》提到："妇人之生，有余于气，不足于血，以其数脱于血也。"女性以血为本，日常应多食用红枣、花生、红糖、猪肝、桂圆、红豆等补血之品；男性以肾为根本，饮食宜多选择栗子、黑米、鲈鱼、黑木耳等。从体质来讲，以"虚则补之，实则泻之"为指导，阳虚体质宜食温阳之品；阴虚体质应以补阴为要；气血不足者可多食用补气生血之品；痰湿体质者饮食应以健脾化痰祛湿为原则。

人们的饮食种类和结构伴随经济的发展不断变化，当今社会食物种类极为丰富。人们长期食用过于精制的食材，摄入大量高脂、高热量、高糖、高化学添加剂的食物，缺乏必需的矿物质、维生素、植物营养，引起人体营养不均衡。饮食营养不均衡、饮食习惯及饮食制度不合理等因素对人体健康造成不利影响，使得疑难杂症增多，老年疾病逐渐年轻化，疾病变得错综复杂。而过多摄入高热量食物引起的肥胖带来一系列慢性疾病，已经成为严重的社会问题和公共卫生问题。合理的饮食可降低外来化合物的毒性或致癌性、提高机体免疫力、降低包括多种癌症在内的退行性及增生性疾病的发生率，从而延缓衰老、延长寿命。在这种情况下，中医药的健康饮食观念愈发受到社会的重视与肯定。

四、生活习惯的影响

衣着的起源，最初可能与原始人类御寒、防止蚊虫叮咬及羞耻观念的出现有关，后来才逐渐有了装饰和道德层面的意义。最初，原始人只是依靠自身的体毛来蔽体保暖。由于长时间穴居深山密林，原始人逐渐懂得用树叶和兽皮来遮掩赤裸的身体,将捕获的野兽的皮毛缝制加工为遮盖物,以保护身体和抗御严寒。周口店旧石器时代北京人遗址中曾出土了一枚带孔的骨针,此发现证明我们的祖先早在2万年前就已经初步掌握缝纫技术。人类在披挂兽皮的同时,还利用其他天然物制作衣服,其中最主要的是树皮和树叶,渐渐的又将经过编织的羽毛、树叶、茅草等披在身上。《白虎通义》记有"太古之时衣皮韦……能覆前而不能覆后……"在长期采集、渔猎中,原始人又逐渐掌握了利用树皮、草茎等植物纤维搓制绳索的技术,从结绳发展到利用韧性纤维制作渔猎用网,即《周易·系辞》所说的"作结绳而为网罟,以佃以渔"。原始纺织技术在搓绳结网技术的基础上逐渐发展,成为人类的又一重要发明。在我国各地的新石器时代遗址中,绝大部分都有纺轮出土,浙江余姚市河姆渡遗址还出土有纺织木机件,表明远在6000多年前的新石器时代,先民们已能使用织布机了。原始人类的着装经历了从赤身裸体到羽毛、藤蔓、兽皮裹身,再到植物纤维编织物衣衫、原始的纺织缝纫衣衫这一过程,衣着的改变和纺织技术的出现不仅改善了人类的生活,还极大地增强了人类对自然界气候变化的适应能力,从而减少疾病的发生,促进了人类卫生保健史的进步。

早在远古时期,人类为了防止野兽侵害,构木为巢,栖息树上,这就是神话传说中的"有巢氏"时代。如《韩非子·五蠹》记载:"上古之世,人民少而禽兽众,人民不胜禽兽虫蛇,有圣人作,构木为巢以避群害,而民悦之,使王天下,号曰有巢氏。"随着自然界气候的变化,巢居难以御寒,人类开始迁居天然山洞,过着"冬居营窟,夏居橧巢"的生活。考古发现,旧石器时代的众多遗址主要分布在山洞中,说明这时的人类已经进入了穴居时期。原始人一般选择洞口较小、地势较高、方向朝南的山洞以躲避寒风,洞口封闭性好,洞内干燥无水,非常有利于防潮,后来随着火的发明,穴居还可以使人类围火而居,更有利于人类的生存。新石器时代,人类开始走出洞穴,建造原始房屋。早期原始房屋受地域环境差异及建造材料的影响有所差别,但都是由穴居或巢居发展而来。河姆渡村落遗址位于长江流域,由于江南多雨,地面潮湿,该遗址居民的住所采用"干栏"式建筑。这种建筑上层住人，下层养家畜，既能防水防潮，还能防敌防兽。黄河流域原始人类的建筑穴居痕迹明显，如西安地区的半坡遗址，其房屋属半地穴式，修建时屋顶直接盖在挖出的带圆角方形浅穴上，这种房屋似洞又似房，比较低矮，通风透光性较差，因此后人在屋顶开天窗以改善屋内光线并促进空气流通。我国大部分地区的原始房屋是由半地穴式房屋，逐渐发展为有墙壁、屋顶的土屋、木屋和石屋。人类发明制陶技术后，出现了砖瓦，使房屋建筑有了更大的改进。原始人居住环境的进步，对于防御野兽的侵袭，以及躲避风寒雪雨都大有裨益。居住条件的改变，大大提高了人类在自然界的生存能力，是人类卫生保健的重要措施。

随着对疾病认识的提高，人们的预防医学思想也逐步萌发。老子提出"无为自化，清静自正"，又强调"祸兮福之所倚，福兮祸之所伏"。韩非子则指出："行端正，则无祸害，无祸害，则尽天年……尽天年，则长寿。"这些都与《管子》中关于"惟有道者，能备患于未形，故祸不萌"的说法完全一致。《周易·既济》也有"君子以思患而预防之"的论述，防患于未然的观念开始产生。

《左传》和《周礼》皆有关于"藏冰""变火"的记载。《左传·昭公四年》记载："其藏冰也，深山穷谷，固阴沍寒，于是乎取之……其藏之也周，其用之也遍。则冬无愆阳，夏无伏阴，春无凄风，秋无苦雨。"通过"藏冰"来调节四时气候的变化，可实现"疠疾不降，民不夭札"的目的。《周礼·天官》又载："春取榆柳之火，夏取枣杏之火，季夏取桑柘之火，秋取柞楢之火，冬取槐檀之火。"不同的季节取不同的燃料能烧燎防疫。古人在大气候无可变更的情况下，通过对周围小气候的改造，即严寒借火以取暖、盛夏藏冰以降温，以免冬时中寒、夏日中暑，显然是一种积极预防疾病的行为。

《庄子·刻意》还说："吹呴呼吸，吐故纳新，熊经鸟伸，为寿而已矣。"这是倡导人们用调整呼吸和模仿禽兽活动的姿态来锻炼身体，以赢得健康和长寿。《左传·襄公十七年》更有"十一月甲午，国人逐瘈狗"，以防狂犬病的记载，显示出当时人们已经认识到狂犬病的危害，以隔离狂犬与人居处所之法来预防狂犬病的发生。

在婚姻制度上也提出了合乎科学的主张。《周礼·地官》载有"令男三十而娶,女二十而嫁",《礼记·曲礼》认为"三十曰壮,有室""娶妻不娶同姓",认识到早婚和血缘关系太近会有害于健康。

服食,指选取具有长生不老作用的矿物、植物、动物类药物进行内服,是古代中国寻求长生不老的一种方术。服石为服食的一种,即服用矿石。服食家认为,自然矿石和人工炼制的"金丹大药"是效果最可靠、作用最强的长生药。炼丹术也是在服食活动中发明出来的,它标志着我国制药化学的诞生。服石活动在春秋战国时期已有记载,且在当时相当普遍。秦皇汉武时期帝王追求长生,"餐玉""食金饮珠"等服石活动盛行一时。"服散"在魏晋时期蔚然成风,"五石散"(将赤石脂、硫黄、石钟乳、紫石英、白石英五种矿物药研成粉末)在当时最为流行。"五石散"服用后会出现身体烦热,必须"寒衣、寒饮、寒食、寒卧、极寒益善",因此又被叫作"寒食散"。《伤寒杂病论》首载"寒食散",在此基础上魏晋时又衍生出"五石护命散"和"五石更生散",简称"五石散"。服石后毒性发作会引起疾病,这种现象被称作"散发"或"石发",严重者可见"肌肉烂溃""痈疮陷背""舌缩入喉",甚者殒命。晋·皇甫谧曾因服石而发重病;隋·巢元方《诸病源候论》中有"寒食散发候",专篇论述 26 种石发病候;《隋书·经籍志·医方》记载了寒食散对疗、寒食散论、解寒散方、解寒食散方等,这反映出当时因服用寒食散损害身体的现象较为普遍。至唐代中期,盛行约 300 多年的服石之风才被人们认识到其危害性。炼丹术约起源于战国,于秦汉以后开始发展,又被称为金丹术、外丹黄白术,简称为"外丹"。《周易参同契》是现存最早的炼丹理论著作,为东汉魏伯阳所著。魏晋南北朝时期炼丹术已较为盛行,外丹炼制在唐代发展至高峰期,所用药物种类也日渐丰富。自两宋时期,道家排斥外丹而提倡修炼内丹,炼丹术至明末逐步衰落。作为追求长生不老的炼丹术最终走向失败,但却在客观上促进了中医外科学的发展。内服丹药虽有害,但白降丹、红升丹等外用于疮疡却疗效独特,直至目前仍是中医外科常用外用药物。炼丹家在漫长的炼丹过程中,成为掌握汞、铅等矿物氧化还原反应方法的世界第一人,炼丹术中使用的蒸馏、升华等技术促进了制药化学的发展,为世界科学发展做出巨大贡献。经过阿拉伯人的传播,中国炼丹术传入欧洲,并成为近代化学的摇篮。英国科学史专家李约瑟便高度认可中国对近代化学的重要作用:"整个化学的最重要的根源之一(即使不是唯一重要的根源),是地地道道从中国传出去的。"因此说"医药化学源于中国"。《雷公炮炙论》是目前已知最早的药物炮制学专著,首次总结了中国历史的中药炮制技术,其问世初步奠定了炮制学基础。原书对后世药物学的发展有着巨大的影响,其中所述炮制方法受道教影响较大。明代缪希雍的《炮炙大法》、明代李中梓的《雷公炮制药性赋》等著名的中药炮制专著,均以《雷公炮炙论》为基础进行整理并汇集民间经验而成。从古至今,在中药的增效、减毒、方便服用、调和剂型等方面,中药的加工炮制始终发挥着非常重要的作用。

按摩疗法历史悠久,《史记·扁鹊仓公列传》曾载有"挢引""案扤"。《汉书·艺文志》中也有书目《黄帝岐伯·按摩》10卷(原书已佚)。《黄帝内经》中亦有许多关于按摩的论述,如《素问·血气形志》说:"病生于不仁,治之以按摩醪药。"说明按摩很早就是人们治疗疾病的方法之一。至魏晋南北朝时期,按摩疗法在临床上的应用更加广泛,手法也有较大进步。此阶段按摩在急症上的应用比较普遍。如葛洪《肘后备急方》云:"救卒中恶死……令爪其病患人中,取醒。"而且,"膏摩"也广为应用,如《肘后备急方》"疗伤寒时行贼风恶气"的丹参膏;"疗百病"的苍梧道士陈元膏。如陶弘景《养性延命录》中的按摩明目法:"平旦以两手掌相摩令热,熨眼三过;次又以指搔目四眦,令人目明。"到了隋唐时代,按摩疗法发展更加迅速,成为独立的专科。隋唐的医学教育分科中均设有"按摩科"培养按摩医生。《唐六典》提出:按摩可除"八疾",即风、寒、暑、湿、饥、饱、劳、逸。并说:"凡人肢节脏腑积而疾生,宜导而宣之,使内疾不留,外邪不入。"当时的按摩方法有外伤按摩、膏摩、养生导引等。如《仙授理伤续断秘方》骨折复位中的"捺正",就包含按摩;《唐六典》也说:"损伤折跌者,以法正之。"《外台秘要》载有小儿夜啼摩头及脊背,脚气病膏摩。《诸病源候论》中附许多养生导引法。至此,按摩疗法已经成为中医治疗疾病的重要手段。明代前中期,太医院将按摩科设为医政十三科之一,按摩术得到长足发展。明代以按摩术与导引相结合,形成了一套较为系统的养生学体系。《瞿仙活人心法》《医学入门》《医学正传》《本草纲目》等著作都收录了不少按摩手法。明代隆庆年(1567—1572年)之后涌现了大量儿科按摩文献。明代的按摩有两个显著的特点:一是按摩逐渐被称为推拿,二是形成了小儿推拿的独特体系。万历二十九年(1601年),我国第一部小儿推拿专著《小儿按摩经》问世,作者署“四明陈氏”。此后龚云林的《小儿推拿方脉活婴秘旨全书》(1604年)刊出,简称《小儿推拿秘旨》,“推拿”一词首见于此书。该书以民间“推筋”“掐惊”等手法为基础,升华为较系统的小儿推拿按摩术。书中记录了作者丰富的临床经验和见解,以歌诀形式写成,易懂易记,流传颇广。周于蕃的《小儿推拿秘诀》(1605年)则详细介绍了“身中十二拿法”的穴位和功效,绘有周身穴图。这些著作从辨证、手法、穴位、治疗等方面,使按摩推拿逐步独立完善,自成体系。按摩推拿在养生方面的应用也相当突出,《遵生八笺》《保生秘要》《医门广牍》《医学入门》《古今医统》等大量医籍均述及按摩推拿。明清时期出现了许多著名养生学家,中医养生学体系得到了进一步的丰富和完善。如《修龄要旨》阐述了养生修炼的入门理论和具体方法,包括“四时调摄”“起居调摄”“延年六字总诀”“四季却病歌”“长生一十六字诀”“十六段锦”“八段锦法”“导引歌诀”“却病八则”等篇章,多以歌诀形式介绍,通俗明白。《遵生八笺》全书分为清修妙论、四时调摄、起居安乐、延年却病、燕闲清赏、饮馔服食、灵秘丹药、尘外遐举笺,共20卷。《寿世青编》收载150余种药物的炮制方法,总结了病后的食疗方、饮食宜忌。作者重视养生和预防,提出修养性情是“却病良方、延年好法”。认为“食疗不愈,然后议药”,睡眠要“先睡心,后睡眼”。书中所载“十二段动功”和“小周天法”,在民间流传甚广。

现代社会,人们越来越沉溺于手机等电子产品,夜生活到凌晨1~2点已然成为常态,学生则大多补习、读书或上网到零点以后,严重影响到睡眠时间。熬夜扰乱了人体正常的生物钟,改变了正常的作息规律,长此以往造成身体损耗,出现早衰、疾病的失衡状态。另一方面,现代人久坐书桌、办公桌、电脑桌前,姿势偏差,脊柱压力增加,加之缺乏运动,体能衰减,腰酸背痛、腰椎间盘突出等疾病已不再是老年人的专利。对于治疗与预防这些疾病,中医药学也采取了具有针对性的治疗措施。

通过北京市某远郊区域医疗中心近 10 年住院患者疾病谱分析,可以管窥整个社会的疾病发展。该区域医疗中心 10 年间所有住院患者主要诊断疾病按系统排名,前 10 位疾病分别是循环系统疾病、妊娠 / 分娩和产褥期、损伤 / 中毒和外因的某些其他后果、呼吸系统疾病、消化系统疾病、影响健康状态和与保健机构接触的因素、泌尿生殖系统疾病、肿瘤、内分泌、营养和代谢疾病、眼和附器疾病,前 10 位疾病系统占全部住院患者的 92.61%,循环系统疾病、呼吸系统疾病、消化系统疾病、肿瘤及相关治疗已经成为该院住院治疗的主要疾病。随着人民生活水平不断提高,疾病谱转变为以心脑血管疾病、恶性肿瘤等慢性非传染性疾病为主导地位。循环系统疾病各年度始终排第一位,且循环系统疾病住院人次逐年递增,原因在于人民生活水平的提高、饮食结构发生改变、劳动方式的改变、自身运动量不足、精神压力增大,再加上人口老龄化过程,循环系统疾病发病率越来越高。

五、情志不调的影响

情志的产生是由内外环境共同作用所形成的心理变化,存在于人体的整个生命活动中。情志的概念和产生与整体观思想十分吻合,即《素问·宝命全形论》言:"人以天地之气生,四时之法成。"可见外在的自然界环境是维持人体生命活动的必要条件,而其中也必然包括情志的产生。五脏各对应五行中的一行,五行既相互资生、相生相克又相互制约,这种生克制衡的状态维持着人体正常的情志状态。情志致病尤其体现在人文社会环境的变化对情志的影响上。

(一) 心藏神,为君主之官,统领五脏情志

由《素问·灵兰秘典论》所言的"心者,君主之官也,神明出焉"和《灵枢·大惑论》中的"心者,神之舍也"可知心神活动主宰于心。可见藏象学

说虽然将不同的情志分别归属于肝、心、脾、肺、肾五脏,但总归为心所主,因为心藏神,统百志。后世医家如张景岳和王冰对此的认识分别为"心为一身之君主……脏腑百骸,唯所是命,聪明智慧,莫不由之"和"任治于物,故为君主之官"。由此可见,心之所以为君主之官的一个重要原因就是心主持人的精神意识活动。由于心在情志活动中具有主导作用,因此当情志过极,超过人体正常调节范围成为致病因素时,其首先影响心,再由心传及其他脏,虽然情志内伤对脏腑部位具有一定的选择性,但最终皆伤及心神。

(二)五脏在心神的统领下共同作用产生情志

情志以五脏气血为物质基础,五脏共同协助所产生。结合各脏功能:①由"心主血脉"和"心主神明"可知心是情志活动的主宰。而其中,心主神明的物质基础是心主血,即血是神形成的直接物质基础。②由"脾主运化"功能可知,脾为后天之本,一方面化生气血,为心主神明的功能源源不断地提供支持;另一方面,脾为土脏,居中央,旁灌五脏,因而五脏中皆有脾气,所以脾是情志形成的中枢。③肾主藏精,先天之精是气血的物质基础,因此肾脏是情志产生的根本。④由于情志导致的变化与脏腑气机密切相关,因此由"肝主疏泄"可知,体外刺激经肝疏泄,调畅气机而产生体内外的生理、心理变化,因此可以说肝是情志调畅的条件。由"肺主气,司呼吸"和"肺主宣发、肃降"可知肺治理和调节全身气机的升降出入运动,因此可以说肺脏具有促进全身脏腑协调运作产生情志的作用。

(三)情志的相兼性与合病

《现代中医心理学》在专篇"七情的相兼性与合并病"中指出,情志属于复杂的科学问题,但少见某种单一情绪发病。七情发病常为错综复杂、数情交织、有常有变。由此可见,情志的相兼性与合病源自情志本身是一个整体以及产生情志的五脏系统也是一个整体,因为情志的产生涉及人体行为、表情、生化乃至病理等多层次、多层面的整合,这些多层次和多层面的整合又必然会相互影响。"愁忧恐惧则伤心",可知人的各种情志亦可存在交叉,具有多重性。

（四）情志相胜治疗法

中医治疗情志疾病有多种方法,源自《黄帝内经》的情志相胜的心理治疗方法最能体现中医整体观念。因为其治疗的原理是:藏象五志论将人体归纳为五个体系,及肝木、心火、脾土、肺金、肾水,它们是依次相生的关系,同时也存在着金、木、土、水、火按顺序依次相生,或者说相克,即依次制约的关系。可见这五个体系通过相生和相克的关系构成了一个有机的整体,在这个整体内部中相互影响产生情志,因此各种情志之间也存在着与五脏生克相对应的整体关系:即用一种情志去纠正相应所胜的情志,有效地调节由这种情志产生的疾病。

历代医家应用情志相胜理论治疗情志病的验案颇多,医者综合应用悲、喜、惊、恐的情志及五行生克理论,调节了患者气机的升降出入,改善了患者脏腑的功能状态,使人体阴阳动态平衡得以恢复,故而患者病情痊愈,这给身心医学的发展积累了宝贵的经验。

六、禀赋因素的影响

中医学的整体观把人与天地看成相互联系的统一整体,对现代医学的发展产生深远影响。整体观认为,不同的人文社会环境、个人自身条件以及自然地理环境均会影响人体的生理、心理功能,从而改变了个人体质,人体也会随着地域、季节的变化而改变,以上可说明不同地域的人群体质特征各不相同。

人类具有适应环境的能动性,居住于某一地域环境中就会形成与其生存方式相协调的自我调节机制和适应方式,《淮南子·说林训》曰:"当冻而不死者,不失其适;当暑而不喝者,不亡其适;未尝适,亡其适。"所以人要顺应天地自然之道,遵循客观规律做事。"顺天应时""人民有室,陆处宜牛马,舟行宜多水,匈奴出秽裘,于、越生葛絺,各生所急以备燥湿,各因所处以御寒暑,并得其宜,物便其所。"九疑山南边,人们主要从事水上作业,所以这里的民众"被发文身""短绻不绔""短袂攘卷",是由水上生活的特点所决定的。雁门之北的狄人以游牧为生,他们不以谷类为主食,贱长贵壮,崇尚力量。《淮南子》认为人和生物的形性是不能变异的,也说明不同地域环境中人的体质特征具有恒定性。"今夫徙树者,失其阴阳之性,则莫不枯槁。故橘树之江北则化而为枳,鸲鹆不过济,貉渡汶而死,形性不可易,势居不可移也"。

《淮南子·地形训》中以阴阳同气相动为原则,探讨了不同地理环境中人的体质差异,曰:"土地各以其类生,是故……衍气多仁,陵气多贪,轻土多利,重土多迟,清水音小,浊水音大,湍水人轻,迟水人重,中土多圣人。皆象其气,皆应其类……故坚土人刚,弱土人肥,垆土人大,沙土人细,息土人美,耗土人丑。"

从《管子》言水到《淮南子》言气的变化,反映出古人对世界万物本原的认识由水向气的转化,这也说明古人宇宙认识论的转变。水为有形物质,而气则无象无形,气能生成万物并存在于万物,而又并非具体物质。后世医家也论述了不同环境地域中的人因禀天地之气不同,而形成的体质不同。《医学源流论》说:"人禀天地之气以生,故其气体随地不同。西北之人,气深而厚……东南之人,气浮而薄。"

中医对于体质的论述始于《黄帝内经》,而后经历代医家医著不断的发挥和充实,至清代叶天士《临证指南医案》真正意义上提出"体质"一词。而中医整体观念认为,人体的各组成部分、人的身心、人与社会、人与自然是一个统一的整体。

《黄帝内经》以纲带目,从形神合一、阴阳五行、形志苦乐及勇怯的角度进行分类。《灵枢》为五种,而《灵枢·卫气失常》则将体质类型划分为三种。此后,《伤寒论》又根据临床病理体质,将人划分为盛人、羸人、强人、虚家等类型。《素问·四气调神大论》:"夫四时阴阳者,万物之始终也,死生之本也。"《素问·六微旨大论》:"气交之分,人气从之,万物由之。"指明人的生命与自然气象息息相关,当地人民的体质也会深受影响。

我国的西北地区寒冷少雨且地势偏高,多病燥寒,宜辛润治之;东南地区温热多雨而地势低下,多病湿热,宜清化治之。地区不同而患病各异,治法也有别,即使不同地区患病相同,治疗用药也应充分考虑地区特点而有所差异。如伤寒治以辛温解表药,药物用量在高寒地区可稍重,而在温热地区应减轻。故孙思邈《备急千金要方·论治病略例》指出:"凡用药皆随土地所宜,江南岭表,其地暑湿,其人肌肤薄脆,腠理开疏,用药轻省;关中河北,土地刚燥,其人皮肤坚硬,腠理闭塞,用药重复。"徐大椿《医学源流论》指出:"人禀天地之气以生,故其气体随地不同。西北之人,气深而厚,凡受风寒,难于透出,宜用疏通重剂;东南之人,气浮而薄,凡遇风寒,易于疏泄,宜用疏通轻剂。"张锡纯在论述麻黄的用量时,于《医学衷中参西录·论伤寒脉紧及用麻黄汤之变通法》中具体地指出:"如大江以南之人,其地气候温暖,人之生于其地者,其肌肤浅薄,麻黄至一钱即可出汗,故南方所出医书有用麻黄不过一钱之语;至黄河南北,用麻黄约可以三钱为率;至东三省人,因生长于严寒之地,其肌肤颇强厚,须于三钱之外再将麻黄加重始能得汗,此因地也。"以上充分说明不同体质采取不同的施治手段。

中医的整体观是指导医生全面分析病情、临床辨证的重要方法。在临床上,整体观具体应用于两个方面:人体本身对疾病的影响和自然环境对疾病的影响。疾病发生时,人体的局部和全身都会有病理反应,这是由于人体的经络和筋、骨都与脏腑彼此联系、内外相通。整个人体可受到局部疾病的影响,而某一局部也能反映出全身疾病的变化;体内疾病可以表现于体外,体外疾病也可以传变入里;五脏病变可以引起情志异常,情志变化也可影响五脏功能。同时,疾病的发生与否受到自身体质和致病因素的双重影响,《黄帝内经》所讲的"正气存内,邪不可干"就是对此最恰当的概括。体质因素在疾病整个过程中都扮演着重要的角色,不同的体质决定了个体对相应疾病的易感率及患病率高低。近些年来,大量临床实践和研究成果证实发病与体质相关,这已成为体质学界重点关注的问题,内、外科多种疾病的临床研究中,均提示一种或几种中医体质在不同疾病中分布较为广泛。李柱等研究了300例头痛患者的体质,发现这些头痛患者中气郁质、阴虚质最多,由此判断头痛的发生与气郁及阴虚体质有关。王皓等采用中医体质分型对205例支气管哮喘患者进行研究,结果显示这些患者中特禀质、阳虚质、气虚质、痰湿质最多见,其中特禀质人数最多,因此判断支气管哮喘的发病与特禀质关系最为密切,这一结论与现代医学中对支气管哮喘与过敏具有遗传性的研究不谋而合。罗辉等通过 Meta 分析研究了 1 0318例参与者的中医体质,结果显示在代谢综合征患者中,痰湿质、湿热质和气虚质分布最为广泛。

人的体质与遗传和后天因素均有相关性。人体体质与气化有着内在深刻的必然联系,体质既是生命活动的特质,在疾病发生与转归过程中体质也是潜在病候且发挥着内在基础性。从本质上讲,体质的差异是气化方式不同倾向性的体现,其形成受到"同者盛之,异者衰之"的影响。人的出生孕育于运气周期内的某一时段,出生后会秉承此阶段特定的气化倾向,以此影响人体的生理病理特征,尤其是在胎孕期、出生期、老年期,这种影响最明显。人体易患病的脏腑、经络、器官、组织以及未来患病的倾向,往往由胎孕期及出生时的运气气化特征决定。发病时间往往由运气周期性的变化决定,例如:人体脏腑经络之气与运气相同,则人体得运气相助而气盛,相异则失运气相资而气平,甚至人体被克伐而致气衰。《素问·气交变大论》中提出人体内病理定位在运气太过与不及之年的自然规律,较大篇幅地论述了人类发病与中运十年周期性自然变化的关系。此理论认为所不胜的脏腑或经络为病理定位之处,所胜的脏腑或经络为致病的主要矛盾。这种出生时的运气特点在经过几十年的生命周期后,在老年期通过体质、所患疾病的类型特点、人体对不同运气的反应而充分显现。

基于体质与发病的相关性,医生可以通过体质辨识,帮助人们确定易感疾病,从而针对性地加强相关理疗保健,指导日常生活调摄,以降低易感疾病的发生率,如此才能极大地丰富与发展中医治未病中"未病先防"的理论。

第三节 指导疾病诊断

根据中医整体观,《灵枢·本脏》说:"视其外应,以知其内脏,则知所病矣。"这表明脏腑与体表内外相应,观察体外的表现可判断内脏的变化,从而判断内脏疾病的发生发展变化,这一观点促成了中医诊断学的"黑箱"理论。在生理上人体既相互联系又相互制约,在病理上相互影响。那么在诊断疾病时就可以通过诊察其反应于外部的现象,便有可能测知内在的变动情况。"察其外而知其内""有诸内必形诸外",望闻问切四诊就是从外测内的中医诊断方法,通过观察体外变化来推测内脏病变。例如:肾开窍于耳,若老年人听力下降,可推测其病为肾虚;心之华在面、开窍于舌,若患者的唇色和面色紫,舌有瘀斑,可以推测其病机为心血瘀阻等。这种诊断方法以中医整体观念为指导,弥补了解剖知识的不足,形成了中医独特的诊断学方法。

　　望、闻、问、切四种诊察疾病的基本方法即为中医四诊:望诊,是通过有目的地观察患者的局部或全身,以了解患者的病情,测知病变所在;闻诊,是通过听声音、嗅气味来辨别患者内在的病情;问诊,是通过询问患者或陪诊者,以了解患者的病情及相关情况;切诊,是通过诊察患者的脉候及身体其他部位,以测知体内、外情况变化。望神、望舌、望面色、问诊、切脉为四诊之要,疾病的直接征象表现相关资料由望、闻、切三诊收集;对于患者自觉症状的获取通过问诊获得。四诊各有其独特意义,分别从不同的角度检查病情并收集临床资料,四诊必须合参,无法互相取代,综合分析并判断四诊获得的临床资料,可以从整体上全面地了解患者的病情,对疾病的发生、发展、预后做出正确判断。如此,才能获得系统而全面的临床生物信息,为辨证论治提供可靠的依据。

　　临床上,"四诊"的应用以整体观念为指导。中医理论把人看作一个有机的整体,认为脏腑与体表的形体官窍密切相联,人体的某些局部常能反映出整体的生理、病理状况,整体的情况可通过微小的变化测知。人体表现于外的异常征象必然反映人体某方面机能发生异常,任何疾病都或多或少地具有整体性的变化。因此,《灵枢·本脏》指出:"视其外应,以知其内藏,则知所病矣。"《丹溪心法·能合色脉可以万全》认为:"欲知其内者,当以观乎外,诊于外者,斯以知其内,盖有诸内者心形诸外。"这就是中医诊断学的"黑箱"理论,它为"辨证"提供依据。

　　疾病发生发展的过程是整体变化的,既有体内脏腑的相互传变,也有整体及局部的相互影响,整个人体又受到社会环境和自然环境的影响。因而中医在诊断治疗疾病时,既要诊视患病局部,又要联系周围环境变化,既要重视病变局部,更要联系整体,从整体综合判断、全面分析,进行多方面考虑。中医从整体观出发诊治病证,把患者的局部病变看成整体的失常,内外皆要审察,还要把自然环境与患者的疾病相结合加以审察,如此才能根据患者一系列的症状,综合分析所患疾病的本质和症结所在,从而审因论治,做出正确诊断。疾病的临床表现错综复杂,千变万化,但中医却能从整体联系着手,抓住疾病本质,做到执简驭繁。《黄帝内经》:"切脉动静,而视精明,察五色观五脏有余不足,六腑强弱,形之盛衰,以此参伍,决死生之分。"又说:"必问其所始病,与今之所方病。"《难经》更说:"见肝之病,则知肝当传之于脾,故先实其脾气。"所有这些论述,都强调了诊治疾病,必须重视人体内的整体联系。

　　综上所述,整体观贯穿于中医四诊的各个方面,从人体的生命活动到疾病发生发展的过程,从疾病的诊断到疾病的治疗,始终把人体看作一个有机整体,把人体与客观的外在环境相互关联。以下将从中医发展历程中选取最具代表性的医家及医著进行阐述。

一、奠基于《黄帝内经》《难经》

　　《黄帝内经》在临床实践方面也全面推行了理学思辨的思维方法。诊断上,提出察病辨证,要应天法时,即以天之四时六气、月之阴晴圆缺、日之旦暮昼晦对人体生理、病理的影响,作为辨治疾病之参考。现代相关研究发现人体脉象节律会随季节与时间变化,这也证明了整体观应天法时的正确性。

(一) 司外揣内,司内揣外

　　《中医诊断学》教材将《灵枢·外揣》"故远者司外揣内,近者司内揣外"

作为中医诊断的基本原理之一,认为:"外,指因疾病而表现出的症状、体征;内,指脏腑等内在的病理本质。'有诸内者,必形诸外',所以《灵枢·论疾诊尺》说'从外知内',就是说通过诊察其外部的征象,便有可能测知内在的变化情况。"通过把握疾病外在的现象,推测内在的病理本质。"外"与"内",分别是指疾病的现象和本质;"司"指"诊察","揣"在此指"有可能的测知"。

面部形态望诊的临床应用可归纳为疾病诊察、预后判断、体质辨识及判断寿夭,它是《黄帝内经》面部望诊的重要组成部分。《黄帝内经》中多处提到根据面部的形质特征可推断强壮寿夭。此内容主要见于《灵枢·天年》《灵枢·五阅五使》《灵枢·五色》《灵枢·阴阳二十五人》以及《灵枢·寿夭刚柔》。对于寿夭的判断,文中认为长寿的面形表现为肌肉满壮、骨骼隆起、五官平阔等,从局部来看,长寿者鼻部宽阔隆起,面颊与耳门部显露于外,额部与眉间印堂开阔饱满等;反之,则寿命短。

除整体观察面部的形态、色泽外,《黄帝内经》中面部形态的望诊还包括了对耳、目、口唇、鼻、颧、眉、颊、颌、人中等局部的观望。《黄帝内经》中有关面部整体轮廓特征有明确描述。《灵枢·阴阳二十五人》描述了五行人的面形特征,认为木形人的面形为"长面",火形人为"锐面"(即面形偏尖),土形人为"圆面",金形人为"方面",水形人为"面不平"(即颜面凹凸不平)。《灵枢·五阅五使》指出"五官已辨,阙庭必张,乃立明堂。明堂广大,蕃蔽见外,方壁高基,引垂居外,五色乃治,平博广大,寿中百岁""五官不辨,阙庭不张,小其明堂,蕃蔽不见,又埤其墙,墙下无基,垂角去外。如是者,虽平常殆,况加疾哉。"《素问·玉版论要》认为"色夭面脱,不治,百日尽已"。从整体上对寿夭面形特征进行了描述。

《灵枢·五色》提出:"五色之见也,各出其色部;部骨陷者,必不免于病矣。其色部乘袭者,虽病甚,不死矣。"认为人体不同部位的色泽改变预示着不同的疾病,通过望诊观察面部各部位色泽变化,了解脏腑生理病理变化。并将颜面各部进行分区以分属于不同脏腑,据此诊断和预测疾病。面色是脏腑气血的外观,人体内在五脏六腑和外在形体肢节与面部各区的对应关系建立在面部区域划分的基础之上。即:阙上 - 咽喉,阙中 - 肺,阙下 - 心,庭 - 面首,方上 - 胃,面王以上 - 小肠,面王以下 - 膀胱子处,挟大肠 - 肾,肝部左右 - 胆,肝下 - 脾,下极之下 - 肝,中央 - 大肠。这种划分方法一直指导着后世的望诊实践。

《素问·风论》指出五脏风病与面部五色及其出现的部位有密切的关系,仍然依从五脏、五行、五色的关系:肺 - 眉上 - 白;心风 - 口 - 赤;肝风 - 目下 - 青;脾风 - 鼻上 - 黄;肾风 - 颐上 - 黑。

《素问·刺热论》指出在五脏热病中,面部不同部位出现赤色提示着不同脏腑的热病。以五行学说理论为依据,以上这种划分方法按照五行模式将面部方位划分为五方,五方的五行属性对应人体五脏。即:额头 - 南方 - 火 - 心,鼻 - 中央 - 土 - 脾胃,左颊 - 东方 - 木 - 肝,右颊 - 西方 - 金 - 肺,颐 - 北方 - 水 - 肾。"颐"即颊腮以下,整个下颌部位。

《灵枢·五阅五使》对五脏病与面部官窍色症关系的划分主要依据五脏所主官窍的理论,该理论不完全是面部色诊内容,还涉及望态、望形、望色等多方面内容。其中脏腑与颜面部位和颜色之间的关系如下:心 - 颧赤,肝 - 眦青,脾 - 唇黄,肾 - 颧与颜黑。因此,可通过观察五官之色症来测知五脏病。

《灵枢·阴阳二十五人》指出五行人的面形特征不一,其人格心理特征也有所不同。认为木形人"好有才,劳心,少力,多忧劳于事",火形人"有气轻财,少信,多虑,见事明,好颜,急心",土形人"安心,好利人,不喜权势,善附人",金形人"身清廉,急心,静悍,善为吏",水形人"不敬畏,善欺绐人"。这可能是后世面相学发展的重要依据,某种程度说明,人格特征与面形特征间存在较为密切的相关性。

(二) 气口成寸,以决死生

"寸口"一词最早见于《黄帝内经》,又称之为"气口""脉口",其位置在腕后高骨内侧桡动脉搏动之处。在《难经》始有"独取寸口"诊脉法,经《脉经》推广至临床沿用至今。

《黄帝内经》虽未明确提出"独取寸口"的脉诊方法,但对寸口脉诊尤为重视。《素问·五脏别论》云:"帝曰:气口何以独为五脏主? 岐伯曰:胃者,水谷之海,六腑之大源也。五味入口,藏于胃以养五脏气。气口亦太阴也,是以五脏六腑之气味,皆出于胃,变见于气口。"此处提出了"气口独为五脏主"的理论,并阐明其机理。此外,《素问·经脉别论》云:"食气入胃,浊气归心,淫精于脉。脉气流经,经气归于肺,肺朝百脉,输精于皮毛。毛脉合精,行气于腑。腑精神明,留于四脏,气归于权衡。权衡以平,气口成寸,以决死生。"文中提出寸口脉之源在胃,输注于脾后灌注至五脏六腑,因此脏腑病变可由寸口脉反映出来,从而以寸口脉判断疾病的预后。

《难经》严谨解释了《黄帝内经》独取寸口脉诊方法的机理。《难经·一难》云:"寸口者,脉之大会,手太阴之脉动也……寸口者,五脏六腑之所终始,故法取于寸口也。"《难经》认为五脏六腑之气起止都通过肺脉太渊所处的寸口,为脏腑经络信息汇聚之所,故通过寸口即可察全身气血盛衰辨脏腑虚实。

《难经》在《素问·脉要精微论》的学术基础上明确细分左右寸关尺六部,阐明依据五行相生的次序排列的六部脏腑定位分候。《难经·十八难》云:"脉有三部,部有四经,手有太阴、阳明,足有太阳、少阴,为上下部,何谓也? 然:手太阴、阳明,金也,足少阴、太阳,水也,金生水,水流下行而不能上,故在下部也。足厥阴、少阳,木也,生手太阳、少阴火,火炎上行而不能下,故为上部。手心主、少阳火,生足太阴、阳明土,土主中宫,故在中部也。此皆五行子母更相生养者也……三部者,寸关尺也。九候者,浮中沉也。上部法天,主胸以上至头之有疾也;中部法人,主膈以下至脐之有疾也;下部法地,主脐以下至足之有疾也。"《难经》指出,左寸候手少阴心和手太阳小肠,左关候足厥阴肝和足少阳胆,左尺候足少阴肾和足太阳膀胱;右寸候手太阴肺和手阳明大肠,右关候足太阴脾和足阳明胃,右尺候手厥阴心和手少阳三焦,体现了脏腑气机升降和五行生克制化。

《难经·四难》中解释了寸口六部判断人体阴阳的方法,并设问"脉有一阴一阳……一阳三阴,如此之言,寸口有六脉俱动耶? "其后,还详细陈述了阴阳之间的变化引起的相兼脉:"浮者阳也,滑者阳也,长者阳也,沉者阴也,短者阴也,涩者阴也。所谓一阴一阳者,谓脉来沉而滑也。一阴二阳者,谓脉来沉滑而长也。一阴三阳者,谓脉来浮滑而长,时一沉也。所谓一阳一阴者,谓脉来浮而涩也。一阳二阴者,谓脉来长而沉涩也。一阳三阴者,谓脉来沉涩而短,时一浮也。"此处把脉象中长短、浮沉、滑涩与人体的阴阳动态变化相联系。

《难经》独取寸口诊脉的提出与完善,为中医脉诊奠定了理论基础,自此之后,历代医家对于寸口脉分候脏腑的理论多在《难经》的基础上进行发挥和完善。

二、继承于《伤寒杂病论》

《伤寒杂病论》是东汉张仲景的经典巨著,书中理法方药兼备,疾病诊断中倡导人迎、寸口、趺阳三部脉法,但尤为重视寸口脉,多用寸口脉诊断五脏六腑、十二经脉、营卫气血等全身性疾病。《伤寒杂病论》继承了《难经》的理论,于《平脉法》曰:"荣卫血气在人体,躬呼吸出入,上下于中,因息游布,津液流通……出入升降,漏刻周旋,水下百刻一周,循环当复寸口,虚实见焉。"张仲景指出寸口乃五脏六腑脉气之终始,通过寸口脉诊可探五脏六腑之虚实,察气血营卫之盈亏。

张仲景将《难经》《黄帝内经》中独取寸口的脉诊方法及理论发扬光大,重视脉症合参以诊断疾病并指导临床治疗、疾病的预后转归,以趺阳候脾胃,寸口候肺心,少阳候肝胆,少阴候肾,脏腑分候,提高了脉诊的辨证意义,为独取寸口脉法的继承拓展了新思路。

《金匮要略》提到察看鼻部和面部气色可以诊断疾病的性质并判断预后:"鼻头色青,腹中痛,苦冷者死。鼻头色微黑者,有水气;色黄者,胸上有寒;色白者,亡血也。设微赤,非时者死。"

三、发展于后世医家

后世医家有关诊断的理论和实践,以王叔和《脉经》、杜清碧《敖氏伤寒金镜录》为代表。寸口脉左右分候脏腑源于《黄帝内经》,创立于《难经》,实践于《伤寒杂病论》,确立推广于《脉经》,西晋王叔和《脉经》在仲景"寸口候肺心"的基础上进一步完善寸口三部与脏腑的对应关系,将寸口脉分候脏腑推广,确立脉学规范,在认识和应用上得到统一,使其理论趋于完善。

《脉经·两手六脉所主五脏六腑阴阳顺逆》篇首引《脉法赞》云:"肝心出左,脾肺出右,肾与命门,俱出尺部。"又云:"心部在左手,关前寸口是也……以小肠合为府……肝部在左手,关上是也……以胆合为府……肾部在左手,关后尺中是也……以膀胱合为府……肺部在右手,关前寸口是也……以大肠合为府……脾部在右手,关上是也……以胃合为府……肾部在右手,关后尺中是也……以膀胱合为府,合于下焦,在关元右,左属肾,右为子户,名曰三焦。"本书首次提出并确立了三部脉诊法:腕后高骨为关,关前为寸,关后为尺。明确指出左手的寸、关、尺脉分别候心、肝、肾,右手的寸、关、尺脉分别候肺、脾、肾(命门),三部脉诊法建立了独诊寸口脉法分部主病方面的系统理论,为临床疾病诊断提供了便利,受到后世医家推崇。后世虽有变化,多以此为纲,寸口脉分候脏腑的方式基本成熟。这种脏腑分属方式被广泛接受和认可,指导临床实践,沿用至今已 1700 余年,有重要的临床价值和意义。

《脉经》序言中所云:"脉理精微,其体难辨。弦紧浮芤,展转相类。在心易了,指下难明。"《脉经》中记载了望诊与闻诊相结合的方法,并载有《扁鹊华佗察声色要诀》篇及《黄帝内经》《伤寒杂病论》中的相关内容。

《敖氏伤寒金镜录》与《伤寒舌鉴》系我国代表性舌诊专书。前者是国内现存最早的舌诊专著,奠定了当今舌诊的基础。《敖氏伤寒金镜录》仅36 种舌象图谱,易于掌握,辨证方法以脏腑和八纲辨证为主,病机分析多从"火热"入手,立法遣方多以清热攻下为主,且药随方出,应用方便;而《伤寒舌鉴》共 8 类 120 种舌象,论述颇详,尤显繁冗且有方无药,辨证以六经分证为主、八纲与脏腑分证为辅,病机分析大量运用了五行生克和脏腑理论,所载三阴证候从《伤寒论》的以寒证为主转变为以热证为主,明确提出红舌与瘟疫有关,并首次提出白苔舌亦可见于热证。

第四节　指导疾病治疗

朱丹溪论咳嗽一病时指出:"上半日多嗽者,此属胃中有火,用贝母、石膏降胃火。午后嗽多者属阴虚,必用四物汤加炒柏、知母降火,黄昏嗽者是火气浮于肺,不宜用凉药,宜五味子、五倍子敛而降之,五更嗽多者,此胃中有食积,至此时火气流入肺,以知母、地骨皮降肺火。"

张元素在治疗潮热时说:"潮热者,黄连、黄茶、生甘草。辰戌时发加羌活;午间发,黄连;未间发,石膏;申时发,柴胡;酉时,升麻;夜间,当归根。"

在诊治疾病时,只着眼于一症或仅从某脏、某腑考虑都是不恰当的,应利用中医"审因论治""审证求因"的临证方法,并结合脏腑间的整体联系,采用不同的治疗措施。例如:腹泻一症病因甚多,饮食不节损伤肠胃为一;久病脾胃虚弱致升降失常为二;脾虚肝旺而肝木乘脾为三;命门火衰不能生土为四。再如,眼部病患虽为局部病变,但基于中医整体观点的"五脏六腑之精气皆上注于目""肝开窍于目"理论,再结合患者具体临床表现,治疗或从肝,或从肾及其他脏器。由此可知,中医治疗疾病也十分重视和强调机体内部的整体联系。

除此之外,诊治疾病时中医也会综合考虑外在客观环境对人体的影响。例如:外感风寒,治以解表疏散,但在气候炎热的夏季,人体腠理疏松,辛温发散不宜太过,以免伤阴;若在严寒的冬季,人体腠理固密,辛温发散药物可稍重用,使邪随汗解。对于某些传染病或地方病的诊治,尤其不可忽视患者周围疾病的流行情况及其居处地域。而对于情志所伤引起的精神类疾病,应特别关注患者的病史及周围环境。

关于内脏病,常可见到从他脏入手进行治疗的情况,往往不单治一脏,甚至不医治患病之脏,例如:肺病可从脾胃论治,以土生金,胃病可兼治脾脏。而形体局部病症,往往以内治外,如风火红眼,有清肝法;虚火牙痛,用温肾法;又如脱疽常使足趾溃烂脱落,西医多采用外科手术截除,而中医采用活血温经之法效果良好。此外,中医治疗溃疡、皮肤病、肿疡等外症,大多采用内服药物起到消散、排脓或收口的功效。患有痰饮咳喘的老年人常秋冬加重,春夏减轻,这是由于患者脾肾阳虚,湿浊凝聚为痰,常以温药调养,主张春夏养阳,在夏季阳气最旺的时候调治。又如血虚肝旺的患者,每到春季易出现头晕、耳鸣、目眩、脑胀、精神疲倦等症,这些症状的发生与气候相关,因此在冬季滋补阴血可降低发病率。以上事例说明中医密切关注内外环境的相互影响,并应用于养生和治病之中。

一、治则治法——三因制宜

中医治疗疾病重视调节整体,注重五脏体系之间的联系、形体官窍与脏腑的联系,更注重五脏间的关系及传变规律。因此治疗局部病变常从调理整体出发。治疗上常从脏腑相互影响、相互损伤考虑,采取腑病治脏、脏病治腑、官窍病治五脏之法。例如:膀胱病变,小便失禁,可以治肾,因肾主水,司开合;肺宣降失常而致咳喘,可导致大肠腑气不通而大便秘结,此时采用通利大便之法,可助肺宣降,咳喘自止;心开窍于舌,心与小肠相表里,因此治疗口舌糜烂可用清心火泻小肠热之法;肝开窍于目,肝火上炎可出现目睛红赤,治疗应泻肝火,则红赤消退。它如"从阴引阳,从阳引阴,以右治左,以左治右"(《素问·阴阳应象大论》)、"病在上者下取之,病在下者高取之"(《灵枢·终始》)等,都是在整体观指导下确定的治疗原则。

首先,中医主张因时制宜,顺应自然规律,治病必先了解季节时令变化。《黄帝内经》说"必先岁气,无伐天和"就是这个意思。如阳热性病症一般"能冬不能夏",即冬季无常而夏天多恶化;相反,阴寒盛的病症"能夏不能冬"。因此在治疗疾病用药时应结合季节变化,可采用"夏病冬治""冬病夏治"之法。提出"春夏养阳,秋冬养阴"的养生保健原则。在推断病情预后方面,提出某些年老、体弱的病人在阴阳交替的时日,多难以适应,易出现病情恶化或死亡,例如:冬至、夏至节气和子时、午时为阴阳二气的转折点;"二分"(春分、秋分)和卯时、酉时是阴阳气达平衡之时。

其次,地域空间的不同也反映了人体与自然的整体性,因地制宜就是根据不同地域环境选择不同治法。例如:同患外感病,低洼湿热地区的患者,多气泄于外,寒盛于中,治疗应敛气温中;高寒地区的患者多表现出外寒内热之征,治疗应散表寒、清内热。甲状腺肿、大骨节病、血吸虫病等病,便受到特定环境的影响,具有明显的地方特征。

因时制宜、因地制宜、因人制宜,即为三因制宜。具体是指根据不同的时令气候特点,根据不同的地域环境特点,还有病人不同的性别、年龄、体质等具体情况,制定相应的治疗原则和方法。它将天、地、人三者融为一体,将空间、时间与人体的生理病理相联系,在治疗时不会孤立地看病证,很好地体现了中医整体观。三因制宜以整体观探求病因,人具有自然、社会的双重属性,生活中必然受到自然与社会的影响。由于体质与生活方式及环境的不同,不同人对于病邪的易感性以及感邪后的表现形式差异较大。医者在诊治的过程中,要注意从时间、空间整体进行动态把握,综合分析,才能全面了解病情,避免误诊。

先论其体,因人制宜。《黄帝内经》根据五行及藏象学说,将人的体质分为木型、火型、土型、金型和水型,如《灵枢·阴阳二十五人》曰:"火形之人……多虑,见事明,好颜,急心,不寿暴死。能春夏不能秋冬,秋冬感而病生,手少阴核核然。"火型人火气偏胜,阳气偏亢,气血旺盛,气升血动,故该型人易患血证。同时,还应警惕是否有因阳盛伤阴而致的阴虚阳亢之疾。故在诊治此类患者之时,应结合其体质探求病因,尤其是患寒证之时,因其素体偏热,可能出现舌红、苔黄、面赤等热象,易误诊为热证。

次析邪由,因时制宜。《素问·六节藏象论》曰:"不知年之所加,气之盛衰,虚实之所起,不可以为工矣。"时间亦是疾病产生与发展的重要因素。《素问·阴阳应象大论》云:"冬伤于寒,春必温病;春伤于风,夏生飧泄;夏伤于暑,秋必痎疟;秋伤于湿,冬生咳嗽。"所阐述的是六淫之邪侵袭人体,病邪深伏,过时而发的现象。如夏季发热患者应警惕中暑的可能;秋季虽无暑淫外袭,却可有伏暑为患,其特点为起病急骤,病情较重,可有恶寒等卫表证,但较短暂,在卫分证消失后即呈现一派里热证,不可误诊为普通的风热感冒。故在临床诊病时,要建立起时间整体性和人与自然的整体性,若只局限于时下,则难以考虑到伏邪之患;若只局限于个人,则难以寻其邪之由来。

必别方土,因地制宜。《素问·异法方宜论》:"东方之域,天地之所始生也。鱼盐之地,海滨傍水,其民食鱼而嗜咸,皆安其处,美其食。鱼者使人热中,盐者胜血,故其民皆黑色疏理。其病皆为痈疡,其治宜砭石。故砭石者,亦从东方来。西方者,金玉之域,沙石之处,天地之所收引也。其民陵居而多风,水土刚强,其民不衣而褐荐,其民华食而脂肥,故邪不能伤其形体,其病生于内,其治宜毒药。故毒药者,亦从西方来。北方者,天地所闭藏之域也。其地高陵居,风寒冰冽,其民乐野处而乳食,脏寒生满病,其治宜灸焫。故灸焫者,亦从北方来。南方者,天地所长养,阳之所盛处也。其地下,水土弱,雾露之所聚也。其民嗜酸而食胕,故其民皆致理而赤色,其病挛痹,其治宜微针。故九针者,亦从南方来。中央者,其地平以湿,天地所以生万物也众。其民食杂而不劳,故其病多痿厥寒热。其治宜导引按跷,故导引按跷者,亦从中央出也。"文中提出"一病而治各不同,皆愈"的原因为"地势使然",如"南方者,天地所长养,阳之所盛处也,其地下,水土弱,雾露之所聚也",指出了由于地理、气候、物产等差异,导致了不同地区人们的居住环境、饮食方式各不相同,从而影响疾病的产生与发展。如瘿瘤,多发于内陆少盐山区,而东南沿海地区又常因碘摄入过多而引起甲亢,其病因诊断对于治疗效果起关键作用。故曰:"善疗疾病者,必先别方土。"重视地理因素对人和疾病的影响,既有利于医者得出正确的诊断,又可帮助指导处方用药,避免造成误诊、误治。

二、遣方用药——取象比类,四气五味,君臣佐使

整体性和协调性是中医药理论体系遣药组方的关键,中药复方中的活

性组分是通过作用于多个靶点共同发挥治疗作用的,中医选方用药的整体性主要体现在中药复方中各组分或有效成分的多靶点、多环节系统调节作用,这也是中药现代化研究的重要方向。

用药部位定药效。比类取象,不同的病变部位取用药物不同部位,如以皮治皮,治心以心,以蒂安胎,以藤通痹,以核治核等。药物皮壳与人的皮肤相对应,取之可治疗水肿、瘙痒、皮疹等,如冬瓜皮可利水消肿;蝉蜕为蝉的幼虫变成成虫蜕下的壳,可散风热、透疹等。人有心,药亦有心,以药物之心可治心经之疾,如连翘心长于清心泻火,治热陷心包、高热、烦躁、神昏之症;莲子心是莲子的内心部分,取其治疗失眠、心悸、虚烦等;灯心草(茎髓)清心降火,治疗烦而不寐等病。蒂为成熟果实的果柄蒂或叶的基部,因其能承载果实的重量直至成熟而不脱落,故用之以"安胎",如柿蒂能和胃降逆,治疗呃逆胎动。植物的茎藤通达,穿透力强,利用这一特性可治疗肢体痹痛、麻木、瘫痪等,如忍冬藤、络石藤、鸡血藤等可活血、祛风通络,用于治疗风湿热痹、筋脉拘挛。果核为果实内部结节状结构,性质常坚硬,可散结消肿,活血消癥,如荔枝核、橘核之类能疏肝散结,理气止痛,治疗疝气、癥瘕、乳核等。

择时服药是为了提高药物疗效,根据人体生理变化节律并在天人相应思想指导下,选择合理的服药时间。昼夜晨昏的变化,人体随之产生相应的阴阳消长,营卫气血运行节律调节。昼夜节律是人体生物周期性最常见的体现,高血压、哮喘等许多常见病的发病具有昼夜节律的波动。昼夜气压、气温的变化及潮汐均在一定程度上对人体产生影响,进而影响到药物的疗效,因此不同药物应根据情况选择在一日之内的最佳时段服用。《黄帝内经》云:"日中而阳陇为重阳,夜半而阴陇为重阴,夜半后而为阴衰,平旦阴尽而阳受气矣。日西而阳衰,日入阳尽而阴受气矣。"如张仲景治太阳病"太阳病欲解时,从巳时至未上",9~13时人体阳气最盛,此时药力借助人体的阳气可提高抗病能力,一汗而解。再如张仲景用以治疗悬饮的十枣汤"平旦温服之;不下者,明日更加半钱,得快下后,糜粥自养"。饮为阴邪,得阳始化,平旦为人体阳气渐盛之时,此时可借助阳气协同药力,服用十枣汤后治水饮之功效如桴鼓。

现代医学研究也发现,早晨 8~9 时前体内的血浆皮质醇浓度为高峰,黄昏至半夜 1~2 时最低。因此,采取隔日上午给药一次或每日上午 6~8 时给药一次的方法治疗一部分需要长期应用皮质激素的患者,既可保证疗效,又可避免因长期应用激素出现的不良反应。子午流注理论认为人体气血在每日的某一时刻会特别旺盛;而某一时刻又相对不足。因此,补益药宜卯时(5~7 时)服用。凡养生治病,天人相应方能收到事半功倍的效果。

依据药物自身特征定药效。因药物外形、颜色、气味及特性等的不同,其功效也有特异性。如核桃仁虽为核桃的内心部分,但因其状如人的大脑,所以疗效偏于头部而不是心脏,用之治疗智力减退、健忘、失眠等,还可乌须发、延年益寿。牛膝茎节膨大如牛的膝关节,可补肝肾,强筋骨,用于治疗腰膝酸痛、下肢痿软疗效显著。丹参色红,入血分,入心及心包,可活血祛瘀,通经止痛。黑芝麻色黑,入肾,可补肾而乌须发。芳香辟秽开窍,故治疗邪蒙心窍、神志昏迷的病证时多用麝香、冰片、苏合香等芳香之品,中医抢救之麝香保心丸、安宫牛黄丸等均重用芳香开窍之品。赭石质重而沉降,可降逆止血,平肝潜阳,治吐衄、崩漏下血、头晕目眩等。土鳖虫、地龙、水蛭等虫类药物,因其善爬、多动、钻洞等特性,临床多用于治疗麻木、偏瘫、癥瘕之疾。蝉在夏日炎热之时鸣叫,取其长鸣不休的特点用于治疗声嘶、声哑或小儿夜啼。合欢花、含羞草等白日小叶开放而夜间闭合,类似人类作息规律,故用来治疗失眠、多梦、抑郁等神志症状。

自然四季气候温热寒凉不断变化,人体脏腑气血活动相应地进行调节以与之相适应。若能掌握自然之规律,预先予以对应治疗之药,则能收效显著。例如:中医有"春夏养阳"的养生防病原则,提倡"冬病夏治",夏季阳气旺盛,对哮喘等冬季好发之呼吸道疾患可采用三伏贴、三伏灸、中药三伏补等。

人体活动的动静变化,不同地域的气候、地质、风俗、生活习惯、社会环境、个人的社会地位等,在一定程度上都影响人体的生理功能而形成体质的差异,从而反映出不同地域的人群所具有的各自鲜明的体质特征。在应用药物治疗疾病时,除了考虑疾病的因素外,还要从整体观的角度,去考虑病人在种族、地域、社会、生活环境等方面的因素而造成的体质特征差异。例如:"虚证"出现在痰湿质患者中,多为"假虚"证,因实致虚,如痰湿质的患者因痰湿阻碍脾胃出现食少、疲乏无力等,均为假虚之证,此时治疗以通为补,以祛湿、利湿为法,平日可以薏苡仁、茯苓做食疗调养,或以荷叶泡水代茶饮,调理选方有平胃散、香砂平胃散等。

《神农本草经》载:"药有单行者,有相须者,有相使者,有相畏者,有相恶者,有相反者,有相杀者。凡此七情,合和视之。当用相须、相使者良,勿用相恶相反者。"在治病遣方时,中医依据药物的药性及药物间的相互作用进行配伍运用,此法称为"七情和合"。在整体观念思辨指导下,中药组方注重药物之间关系的调和,讲究君、臣、佐、使的搭配。中药君、臣、佐、使是依据药物对病机治疗的主次,及其在方中所发挥作用的主次组合而成,整个过程基于中医整体观念的指导。构架一个成方主要应根据具体病情及整体治疗要求,应充分运用中医整体观念理论,不应拘泥于组方药物的数量或种类。明代的何柏斋说:"大抵药之治病,各有所主。主治者,君也。辅治者,臣也。相反而相助者,佐也。引经及治病之药至病所者,使也。""方从法出,法随证立",以及君、臣、佐、使的配方组成,是中医调剂遣药、组方必须遵循的原则,在严格遵循这种原则的前提之下,中医的用药又是极个体化的,这具体地表现在它在辨证正确的前提下,根据患者病症的变化、体质的强弱、年龄的大小、四时气候的不同、地区方域的各异及社会地位、生活环境等因素对具体药物进行选择,按药物的配伍关系,确定药量大小以及选用适当的剂型和服用方法,提高药物的治疗效果,并使药物的毒副作用减到最小。

中药剂型可分为膏剂、丸剂、汤剂、气雾剂等,临床上可在整体观念基础上,结合药物特性和病情灵活选择恰当的剂型或者搭配使用。相似的,在选定剂量方面,应整体把握遣方用药规律,剂量的增加和减少应把握好整体观念在遣药组方中的应用。

三、针灸治疗——子午流注、灵龟八法

人体的气血通过经络循环不息,维持着机体阴阳的均衡,供应筋、骨、皮、肉等组织所需的营养。经络发源于体内脏腑,在外联系着四肢百骸、七窍五官,周流于体内外,运输气血,网结全身,发挥着抗病御邪、护卫健康的作用。所以《灵枢·海论》云:"凡十二经脉者,内属于脏腑,外络于肢节。"《灵枢·本藏》云:"经脉者,所以行血气而营阴阳,濡筋骨,利关节者也。"

人体通过经络,实现了一身之气血循环不息。机体正常生理机能的发挥,主要通过正常的经络功能实现,经络正常则气血运行正常,体内外得以沟通,脏腑器官、四肢百骸得以濡养;若经络失常,则会出现气血运行异常,从而影响人体的正常生理功能,引发病理改变及疾病。

人体本身及经络系统均为统一整体,因此针灸治疗选穴也强调从整体观出发。如循经远端取穴,取远部的井穴商阳、少商治疗咽喉疼痛,取远部的昆仑、承山治疗腰痛。再如俞募配穴法。《难经·六十七难》"阴病行阳,阳病行阴,故令募在阴,俞在阳"及《素问·阴阳应象大论》"从阳引阴,从阴引阳"等理论都体现了针灸治疗学中整体观念原则,具体治疗取穴诸如治疗肺热咳嗽可泻肺之背俞穴肺俞,治疗寒邪犯胃所致胃痛可取胃之募穴中脘。

针灸治疗中五输穴的运用原则:按五行生克原则,根据《难经·六十九难》"虚则补其母,实则泻其子"的理论观点,将五输穴配属五行,然后按照"生我者为母,我生者为子"的原则,虚证用母穴,实证用子穴。如应以"泻其子"之法治疗肺经实证,肺属五行之"金","金"生"水",因此"水"为"金"之子,故而可选用肺经五输穴中的"水"穴治疗,即合穴尺泽;同理,应"补其母"以治肺经虚证,肺属"金","土"为"金"之母而生"金",因此应选肺经属土的五输穴治疗,即腧穴太渊。

再如,中医天人相应观的整体观念认为,经脉的流注与气血运行同季节、时辰有密切关系。《难经·七十四难》"春刺井""夏刺荥""季夏刺

输""秋刺经""冬刺合"。究其本质,季节选穴是根据五输穴的五行属性与一年中的季节顺序相应而提出,手足三阴经的五输穴以井木为始,依次对应五行及四季。根据一日之中十二经脉气血盛衰开合的时间又产生了子午流注针法,依时辰不同选用不同的五输穴。

　　具体临床实践中,如在中医整体观的指导下针刺治疗中风性失语症。中医理论认为,语言是神识活动的表现,并将语言、记忆等功能归属于脑。同时认为,心主神明,将脑的生理、病理功能归属于心而分属五脏,心为君主之官,为五脏六腑之大主。由此可知五脏、脑的功能失调以及神识失常,皆能影响语言功能的正常发挥。另外,口、舌、咽为言语之官,"舌者,音声之机也""舌为心窍",心气通于舌,并且心、肾、肝、脾之经脉皆循行舌或咽喉部,可见发音器官与脏器联系之密切。因内外因素所致阴阳失调,脏腑气偏,气血逆乱,风、火、痰、湿、瘀使脑脉痹阻,或使血溢脉外,乃中风之病因病机,亦为失语之病因病机。治失语不能离开治中风。具体治疗上,从中医整体观出发,注重脏腑阴阳失衡的调整。《灵枢·脉度》云:"五脏不和,则七窍不通。"五志属五脏,五音属五脏。五脏的功能失调与神识、语言的病变有着直接的关联。中风之脏腑失调,主要关乎心、肝、肾三脏。临床治疗重视脏腑功能调节,辨证施治,用补肾、疏肝、宁心安神之法,取三脏同名经原穴刺之。失语是中风病主症之一,也是较难康复的症状。针刺治疗效果肯定,在临床上如能以中医整体观为指导,辨证论治,结合针刺疗法所具有的特点、规律,注重脏腑功能及精神、神识的调整,那么,针刺对中风失语的治疗可能会有更加满意的效果。

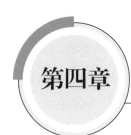

第四章 整体观的中医养生论

在老子的《道德经》中:"故道大,天大,地大,人亦大。域中有四大,而人居其一焉。"荀子则进一步指出:"水火有气而无生,草木有生而无知,禽兽有知而无义,人有气有生有知,亦且有义,故最为天下贵也。"《素问·宝命全形论》亦云:"天覆地载,万物悉备,莫贵于人。"《太平经》为道教经典,书中也反复谈及重命养身、乐生恶死的主张,指出"人居天地之间,人人得壹生,不得重生也",因此要珍惜生命。"人最善者,莫若常欲乐生""自爱自好"的养生学说便由此提出,即"人欲去凶而远害,得长寿者,本当保知自爱自好自亲,以此自养,乃可无凶害也"。说明,只有通过积极锻炼、自我养护,才能获得长寿之躯。

中医养生思想的形成和发展具有悠久的历史,其源流大致可以按照先秦、秦汉、魏晋南北朝、隋唐、宋金元以及明清六个时期。

"治未病"理论的指导思想为中医整体观念,其强调以人为中心,从整体出发,综合分析外在的天地人及内在的精气神,采用多种干预或调治手段,改善人的整体功能状态,以达延年益寿、促进身心健康、防治疾病的目标。

中医学整体观在中医"治未病"中的运用,体现在其奠基时即呈现出来的整体联系的基本思维观念。立足于天人相应,提出了"从阴阳则生,逆之则死,从之则治,逆之则乱……是故圣人不治已病,治未病,不治已乱,治未乱,此之谓也"(《素问·四气调神大论》)。根据脏腑局部间的相互联系,提出"见肝之病知肝传脾,当先实脾",由人体局部的表征判断疾病趋势,提出"肝热病者,左颊先赤……病虽未发,见赤色者刺之,名曰治未病"

(《素问·刺热》),"四肢才觉重滞,即导引、吐纳、针灸、膏摩,勿令九窍闭塞"(《金匮要略·脏腑经络先后病脉证第一》)。总而言之,就是从整体与局部、局部与局部的联系之中,探求疾病可能的发生发展趋势和征象规律,注重整体之中的相互联系和相互影响,从而寻求对应的"治未病"措施。

《素问·阴阳应象大论》曰:"故善治者治皮毛,其次治肌肤,其次治筋脉,其次治六腑,其次治五脏。治五脏者,半死半生也。"此处强调感邪之后应注重早期治疗,以防病邪深入。对于医者,要准确把握疾病的病因、病机和发展转归,及时采取治疗措施以防疾病传变,以免贻误病情。《金匮要略》有云:"见肝之病,知肝传脾,当先实脾。"此秉承《素问·玉机真藏论》之"肝受气于心,传之于脾,气舍于肾,至肺而死"的肝传脾思想,先安未受邪之脏,以防止疾病传变。

《灵枢·本神》:"故智者之养生也,必顺四时而适寒暑,和喜怒而安居处,节阴阳而调刚柔,如是则僻邪不至,长生久视。"《寿亲养老新书》中结束语记录了如何保养正气,书中讲道:"一者少言语,养真气;二者戒色欲,养精气;三者薄滋味,养血气;四者咽津液,养脏气;五者莫嗔怒,养肝气;六者美饮食,养胃气;七者少思虑,养心气……"

第一节　情　志　养　生

情志变化可致内脏功能失常,当某种精神刺激过久或过度,人体气机便会失调,与受到的情志刺激五行属性一致的脏腑也会受到影响,相反,内脏功能失调也会引起相应情志失常。在《黄帝内经》中论述导致气机失调九种原因中有六种是情志因素,《素问·举痛论》言:"怒则气上,喜则气缓,悲则气消,恐则气下……惊则气乱……思则气结。"因此,中医养生主张调和情志、静以养神。如《素问·上古天真论》"是以志闲而少欲,心安而不惧,形劳而不倦,气从以顺,各从其欲,皆得所愿""外不劳形于事,内无思想之患,以恬愉为务,以自得为功""恬淡虚无,真气从之,精神内守,病安从来"。情志养生中重要的是淡泊名利,保持乐观心境。

人体是一个统一整体,在结构上人体的各个部分之间不可分割,在功能上人体脏器和组织之间相互为用、相互协调,在病理上彼此又相互影响。具体而言,主要体现为人体形与神的高度统一,因此在养生时应做到形神共养,兼顾形体保养与精神摄养,使形体与精神都得到均衡而统一的发展,相辅相成,相得益彰。中医养生学中,形神共养是最高养生法则。《黄帝内经》明确提出了"形与神俱"的形神共养观,如《素问·上古天真论》中说:"故能形与神俱,而尽终其天年,度百岁乃去。"此外还提出了形神合养方法,外避邪气以养形,内养真气以充神的,在外应"虚邪贼风避之有时",在内应"恬淡虚无,真气从之,精神内守"。中医养生康复学基本原则之一是"调神以保形,治形以养神",而中医养生中的起居养生、精神养生、饮食养生、运动养生、房事养生相结合,体现了人体形神统一的生命过程及"形神共养"的中医养生基本原则。《素问·上古天真论》说:"形体不敝,精神不散",指出养生者必须注意形神共养,只有这样,才能保证生命的健康与长寿。

《素问·疏五过论》指出:"暴乐暴苦,始乐后苦,皆伤精气,精气竭绝,形体毁沮。"这说明精神刺激过于强烈会直接损伤人体的组织及机体运行的物质基础。哈佛大学精神病学教授维兰特曾指出:人精神遭受痛苦,就意味着身体健康遭到至少长达 5 年的损害。因此说明抑郁状态不但损害人体健康,还会成为某些疾病的催化剂,甚至加速衰老。此外,《淮南子·精神训》也说"人大怒破阴,大喜坠阳,大忧内崩,大怖生狂",同样说明了精神创伤可引起机体阴阳气血失调,改变体质。现代研究也证实,精神心理状态会影响人体的免疫功能,例如临床中一些癌症患者自知病情后,会出现精神萎靡而加速死亡。

《素问·上古天真论》云:"女子七岁,肾气盛,齿更发长;二七而天癸至,任脉通,太冲脉盛,月事以时下,故有子;三七肾气平均,故真牙生而长极;四七筋骨坚,发长极,身体盛壮;五七阳明脉衰,面始焦,发始堕;六七三阳脉衰于上,面皆焦,发始白;七七任脉虚,太冲脉衰少,天癸竭,地道不通,故形坏而无子也。"此段经文论述了女子的生长、发育、衰老规律,并指出在性成熟及衰退过程中肾气和天癸的重要作用。同时认为,女子其特殊的生理特点,如月经、妊娠、产育、哺乳都与血的关系十分密切,《校注妇人良方》曰:"血者,水谷之精气也,和调五脏,洒陈六腑,在男子则化为精,在妇人上为乳汁,下为血海。"可见女子"以血为本,以血为用"亦有其道理。肝、脾、肾三脏功能旺盛则血液充盈,肝藏血,脾生血,肾主藏精,为元气之根、先天之本。精生血,血化精,精血同源,即为"月经之本",经、孕、产、乳的正常有赖于精血充足。女性的另一生理特征是易于出现爱、思、忧、恋、憎、妒等情绪波动,甚至不能自制。《校注妇人良方》指出:"积想在心,思虑过度,多致劳损……盖忧愁思虑则伤心,而血逆竭,神色失散,月水先闭……若五脏传遍则死,自能改易心志,用药扶持,庶可保生。"由此可见,女性很容易受到情志因素影响。女性在"经期"若出现七情过激,会引起脏腑气血运行逆乱,功能失调,导致月经不调甚至闭经。因此在"经前""经期",应避免情绪过激,尽量保持舒畅的心情,适当活动以利于气血调畅。

　　女性45~50岁左右进入更年期,此时期的身体机能由旺盛转向衰退,中医学认为更年期的女性由于肾气渐衰,冲任虚惫,易出现月经紊乱、心悸失眠、烘热汗出、头昏耳鸣、抑郁焦虑、烦躁易怒等阴阳失调的症状,症状轻重缓急则因人而异。更年期若调摄得当,也能够缩短反应时间,减轻甚至避免症状发生。因此,顺利度过更年期的关键首先在于对自己生理变化的正确认识,更年期女性应排除焦虑消极、恐惧、紧张的心理障碍,尽量避免不良情绪刺激,解除不必要的心理负担,另外可根据个人的性格、爱好选择适当的怡情养性方式。历代医家提出"疏肝解郁,调畅气机"的妇女养生原则便是基于此原因。饮食调养方面,固护脾肾、调养肝血是女性养生的重点。

　　人是自然万物之灵,随着文明的发展产生了充满各种复杂关系的人类社会,社会属性成为人类的鲜明特性。家庭、朋友、职业、经济、地位、思想、语言、文化等各种社会环境因素,均可影响人的身体健康。这些因素通过感官影响人的情志从而作用于人体是其主要途径。《素问·疏五过论》中有"尝贵后贱""尝富后贫""暴乐暴苦""始乐后苦"的人群的描述,由于社会地位及不同阶层的差异,使人产生不同情志变化,导致五脏功能失调,而出现病理表现。所以,五志由五脏化生,亦有五行归属,五志之间也有制约关系,故可利用此规律以情胜情,调和情志,以促进疾病康复及保养精神。

第二节　体　质　养　生

体质是机体内外环境多种复杂因素综合作用的结果,其形成机理极为复杂。《景岳全书·杂证谟》说:"矧体质贵贱尤有不同,凡藜藿壮夫,及新暴之病,自宜消伐。"最早提出"体质"一词。而实际上《黄帝内经》是中医体质学说理论的渊薮。《灵枢·本藏》曰:"五藏者,所以参天地,副阴阳,而连四时,化五节者也。五藏者,固有小大、高下、坚脆、端正、偏倾者;六府亦有小大、长短、厚薄、结直、缓急。凡此二十五者,各不同,或善或恶,或吉或凶,请言其方。"原文说明因天地、阴阳、四时、五节的变化,人体五脏六腑可产生二十五种偏倾,五脏六腑的功能及生理结构产生不同变化,此即为体质产生的基础。影响体质形成最主要的是先天因素。《灵枢·寿夭刚柔》说"人之生也,有刚有柔,有弱有强,有短有长,有阴有阳""以母为基,以父为楯"。禀父母精血而成先天体质之基础,若父母体弱则子代禀受父母之气而不足,出现偏阳偏阴,或骨软、血虚、瘦削、皮脆等情况。即使父母相同,子代的体质也会因父母在胚胎孕育之时机体的不同状态而有所差异。人禀先天,受制于后天的多种因素,因此人不同的生理、心理功能上相对稳定的某种特征,在生长、发育、衰老的过程中逐渐形成,这种特征往往能够决定人体的易感致病因素和发病过程中的倾向性,养生中要根据人的这些特征而有所异,不能一概而论。

中医学的人体体质分类方法,能够有效地指导临床和养生康复实践。不同于人们常说的气质,中医学的体质是形与神的综合反映,而气质只是"神"的特征,是后天因素影响人体所形成的行为、性格、精神面貌等心理功能的总和。行与神相互关联而不可分割。体质包含了气质的内容,而气质不同于体质。

《素问·异法方宜论》指出东西南北中五方由于地域环境气候不同,居民生活习惯不同,所形成不同的体质,易患不同的病症,因此治法随之而异。朱丹溪的《格致余论》说:"凡人之形,长不及短,大不及小,肥不及瘦,人之色,白不及黑,嫩不及苍,薄不及厚。而况肥人多湿,瘦人多火;白者肺气虚,黑者肾不足。形色既殊,脏腑亦异,外证虽同,治法迥别。"在《医理辑要·锦囊觉后篇》中又有:"要知易风为病者,表气素虚;易寒为病者,阳气素弱;易热为病者,阴气素衰;易伤食者,脾胃必亏;易老伤者,中气必损。"由此可看出,体质决定了人体的易感性致病因素,体质的不同是人体发病情况的主要影响因素。因此应重点关注不良的体质状态的改变。

《黄帝内经》中不仅有对个体差异性的相关论述,还从不同角度把人的体质进行分类,提出了两种体质分类方法。如《灵枢·通天》中根据人体的阴阳盛衰把人分为五种类型:阴阳和平之人、太阳之人、少阳之人、太阴之人、少阴之人。《灵枢·阴阳二十五人》运用阴阳五行学说,根据人的形体、肤色、认识能力、情感反映、意志强弱、性格静躁以及对季节气候的适应能力等方面的差异,将体质分为木、火、土、金、水五大类型,又根据五音太少,阴阳属性以及手足三阴经的左右上下,气血多少的差异,将上述每一类再分为五类,即二十五种体质类型,即《灵枢》所称的"阴阳二十五人"。

《黄帝内经》中专门论述体质的篇幅除上述两处,还散在于其他篇章。如《灵枢·论勇》论述了勇与怯两种体质类型的内在脏腑功能、各部特征、精神面貌及其关系等。又如《灵枢·寿夭刚柔》里说"人之生也,有刚有柔,有弱有强,有短有长,有阴有阳",从而指出人体的形气有阴阳刚柔的区别。在《素问·异法方宜论》里还指出东南西北中五方由于地域环境气候不同,居民生活习惯不同,所以形成不同的体质,易患不同的病症,因此治法如用毒药、砭石、导引、按跷、灸焫、微针等也要随之而异。

辨证论治的理论由东汉医圣张仲景创造,其以人体脏腑属性、正气盛衰为前提,继承了《黄帝内经》中体质学说的相关理论,结合临床实践经验,寓体质学说于辨证论治理论之中。王叔和的《脉经》也十分强调诊脉要注意体质特征,曰:"凡诊脉当视其人大小长短及性气缓急。"药王唐代孙思邈还指出:"凡人秉形气有中适,有躁静,各各不同,气脉潮动,亦各随其性韵。"这说明不能唯以脉辨病,应根据体质特征分析脉形,相对的,脉诊也是体质类型辨别的重要方法。清代名医叶天士临证非常注意患者的体质类型,并认为根据体质类型确立治疗大法是提高临床疗效的重要途径,他在《温热论》中说:"湿邪害人最广,如面色白者,须要顾其阳气……面色苍者,须要顾其津液……在阳旺之躯,胃湿恒多,在阴盛之体,脾湿亦不少,然其化热则一。"强调了体质在治法选择时的重要性。此外,体质也影响着人们的疾病发生情况,例如相同的致病因素及环境,有些人安然无恙,而有些人则感而生病,既病之后的证候也根据体质大不相同。

这正像吴德汉在《医理辑要·锦囊觉后篇》中说的:"要知易风为病者,表气素虚;易寒为病者,阳气素弱;易热为病者,阴气素衰;易伤食者,脾胃必亏;易劳伤者,中气必损。"体质对人体易感性致病因素的影响,为因人摄生提供了重要的理论依据。

徐洄溪《医学源流论》说:"人禀天地之气以生,故其气体随地不同。西北之人气深而厚……东南之人,气浮而薄。"这说明由于人体生长在不同气候类型、生活条件、水土性质的地理环境条件下,不同地区的人类会形成不同的体质。现代环境地质学研究也表明:地壳的表面元素分布不均一,这是在地质的历史发展过程中逐渐形成的,在一定程度上世界各地区人的生长发育均受到元素分布不均一性的影响和控制,由此人类明显的地区性差异形成。

人体有先天禀赋之强弱,人们的居住方位有地势之差异,饮食有气味之厚薄,生活条件有贫富贵贱苦乐之不同,由此导致了个体的差异性。后世诸医家均以《黄帝内经》中的体质分类为圭臬,对于不同人体特征的分析非常重视,从多方面对体质进行分类,以此指导防病治病。

一、阴阳五行分类

根据人的性格和体形特征以及对季节的适应能力等,《灵枢·阴阳二十五人》将人分为木、火、土、金、水五大体质类型。每种体质类型再与古代乐谱比类，分出角、徵、宫、商、羽五种小分型，共计二十五种类型。本法强调体质分类的依据之一：对季节的适应能力。这种分类方法可提高防治措施的针对性，揭示出人体生理特征的不同。文中还说明了体质对寿命长短的影响，对衰老原因的研究及体质与寿命关系的研究有一定启发作用。原文关于体质的论述内容最为复杂丰富，录之如下：

"木形之人，比于上角，似于苍帝，其为人苍色，小头，长面，大肩，背直，身小，手足好。有才，劳心，少力，多忧，劳于事，能春夏，不能秋冬。感而病生。足厥阴，佗佗然，大角之人比于左足少阳，少阳之上遗遗然。左角之人，比于右足少阳，少阳之下随随然。钛角之人，比于右足少阳，少阳之上推推然。判角之人，比于左足少阳，少阳之下栝栝然。

火形之人，比于上徵，似于赤帝。其为人赤色，广䏶，锐面小头，好肩背，髀腹，小手足，行安地，疾心行摇，肩背肉满。有气，轻财，少信，多虑，见事明好颜，急心，不寿暴死。能春夏，不能秋冬，秋冬感而病生手少阴，核核然。质征之人，比于左手太阳，太阳之上肌肌然，少征之人，比于右手太阳，太阳之下慆慆然，右征之人，比于右手太阳，太阳之上鲛鲛然。质判之人，比于左手太阳，太阳之下支支颐颐然。

土形之人，比于上宫，似于上古黄帝，其为人黄色，圆面，大头，美肩背，大腹，美股胫，小手足，多肉，上下相称。行安地，举足浮安，心好利人，不喜权势，善附人也。能秋冬不能春夏，春夏感而病生足太阴，敦敦然。大宫之人，比于左足阳明，阳明之上婉婉然。加宫之人，比于左足阳明，阳明之下坎坎然。少宫之人，比于右足阳明，阳明之上枢枢然。左宫之人，比于右足阳明，阳明之下兀兀然。

金形之人，比于上商，似于白帝。其为人方面，白色，小头，小肩背，小腹，小手足，如骨发踵外，骨轻，身清廉，急心，静悍，善为吏。能秋冬不能春夏，春夏感而病生手太阴，敦敦然。钛商之人，比于左手阳明，阳明之上廉廉然。右商之人，比于左手阳明，阳明之下脱脱然。大商之人比于右手阳明，阳明之上监监然。少商之人，比于右手阳明，阳明之下严严然。

水形之人,比于上羽,似于黑帝,其为人黑色,面不平,大头廉颐,小肩大腹,动手足,发行摇身,下尻长,背延延然。不敬畏,善欺治人,戮死。能秋冬不能春夏,春夏感而病生足少阴,汗汗然。大羽之人,比于右足太阳,太阳之上颊颊然。少羽之人,比于左足太阳,太阳之下洁洁然。桎之为人,比于左足太阳,太阳之上安安然。是故五形之人二十五变者,众之所以相欺者是也。"

二、阴阳太少分类

《灵枢·通天》认为,人体阴阳有盛阴、多阴少阳、多阳少阴、盛阳、阴阳和平之分,从而将人体分为太阴之人、少阴之人、太阳之人、少阳之人、阴阳和平之人五类。这种体质分类是结合人的体态、性格特征,根据人体阴阳的多少来划分归类的。本分类方法与巴甫洛夫高级神经类型分类极为相似,其优点是简单,易于掌握。例如太阳之人,与巴氏的强而不均衡型相似;太阴之人,与巴氏的弱型之人相似;少阳之人和阴阳和平之人与巴氏的强而均衡型相似。

三、体型肥瘦分类

本方法主要以体型特征为指导进行体质分类,此外还结合了气血状态。《灵枢·逆顺肥瘦》中将人分为三型:肥人、瘦人、肥瘦适中人。在《灵枢·卫气失常》篇,肥胖之人又被分成膏型、脂型、肉型三种类型。

四、形志苦乐分类

形即形体,志即精神。人体生命活动的正常运行依赖于形体与精神的相互依存、统一协调。正如《素问·上古天真论》云:"故能形与神俱,而尽终其天年,度百岁乃去。"若喜乐失宜,劳逸失常,苦、乐、劳、逸等因素损伤形体、精神,形志的协调被破坏便会产生疾病。据此,《素问·血气形志》提出了形乐志苦,形乐志乐,形苦志乐,形苦志苦,形数惊恐"五形志"问题。原文曰:"形乐志苦,病生于脉,治之以灸刺;形乐志乐,病生于肉,治之以针石;形苦志乐,病生于筋,治之以熨引;形苦志苦,病生于咽嗌,治之以百药;形数惊恐,经络不通,病生于不仁,治之以按摩、醪药,是谓五形志也。"此篇详细论述了形志苦乐的不同引发的不同疾病,并根据五种不同情况提出了相应的治疗原则。

五、禀性勇怯分类

人体因藏气的强弱之别,而产生勇怯的禀性之异。《灵枢·论勇》篇根据不同禀性之人脏腑之气的盛虚,再结合生理特征及体态将人分为两类:勇敢之人,形体健壮,心胆肝功能旺盛;怯弱之人,体质孱弱,心肝胆功能虚弱。此种分类方法有利于疾病病机的分析及诊断。

六、身型脉证分类

近年来,很多医家总结前人的经验并结合临床,提出了能够指导临床的体质分型方法。这种方法的主要指标是身型脉证,在临床摄生防病、辨证、遣方中发挥着重要的参考价值。以下进行简单归纳。

阳盛质特征:声高气粗,强壮,好动,神旺,平素怕热喜凉,口渴喜冷饮,便结尿黄,病则易发高热,舌红苔薄黄,脉多洪数有力。

阴虚质特征:形多瘦小,多面色偏红或有颧红,手足心热,或常有灼热感,口干咽燥,冬寒易过,夏热难受,多喜饮冷,唇红微干,舌红少苔或无苔,脉多细弦或数。

痰湿质特征:形多肥胖,懒动,舌淡苔厚腻,脉多濡缓或滑。宜多运动使皮肉紧致结实。饮食上忌肥甘厚味,勿过饱。

气郁质特征:形体或消瘦或偏胖,面色多见萎黄或暗淡,平素易激动,性情或忧郁寡欢,或急躁易怒,胸闷,善太息。

七、九种体质分类

当今对于《黄帝内经》提出的体质分类方法多停留在对其内容的解释

和发挥上,未能与中医临床有效关联。因此,近年来不少学者提出有必要对《黄帝内经》的"五行人"体质分类进一步深入挖掘和研究,构建基于阴阳五行的生理体质分类,为指导临床提供依据,且已有学者开始尝试五行体质分类的临床应用,探讨冠心病患者中医"五行人"的体质特点,得出火行人和土行人是冠心病高危人群的结论。

王琦院士在《黄帝内经》体质理论的基础上,并结合几十年的研究,创立了"中医体质分类与判定标准",此标准中包含九种体质,已广泛推广并应用于全国。以下介绍九种体质的不同特点和养生方法。

（一）平和质

总体特征:气血阴阳调和,体态适中,精力充沛,面色红润,不易生病,心情愉悦,睡眠好,饮食佳。

人群占比:约 32.75%。年轻人多于老年人,男性多于女性。

常见表现:肤色、面色红润有光泽,鼻色明润,目光有神,唇色红润,头发浓密有光泽,精力充沛,不易疲劳,睡眠良好,耐受寒热,嗅觉灵敏,胃纳佳,二便调,舌淡红苔薄白,脉和缓有力。

心理特征:性格开朗随和。

适应能力:对社会环境、自然环境适应力较强。

后天若不注意调养,平和体质也可变为各种偏颇体质。

保健方案:日常养生以中庸之道为法,饮食不宜过饥、过饱、过冷、过热。少食肥甘厚腻、辛辣刺激的食物,多食五谷杂粮、瓜果蔬菜。适当运动,年轻人可选择跑步、打球等强度较大的运动,老年人选择打太极拳、散步等强度较小的运动。

（二）气虚质

总体特征:以气虚表现为主,如气短,易疲乏,自汗等。

人群占比:12.71%。以重体力劳动者或无业者较多见,我国西部、东北部多见。

形体特征:肌肉松软。

常见表现:气短懒言,语音声低气弱,精神萎靡,易疲乏,易出汗,舌淡红边有齿痕,脉弱。

心理特征:性格偏内向,不喜冒险。

发病倾向:易患疾病主要有感冒、内脏下垂等;患病后康复较慢。

适应能力:对外界环境适应力较差,不能耐受风、寒、暑、湿等外邪。

保健方案:以益气健脾为法。可食用桂圆、大枣、香菇、鸡肉、泥鳅等补气健脾的食物,少食白萝卜、空心菜、槟榔等耗气的食物。运动宜选择太极拳、散步等柔缓的项目,不宜选择出汗多或大负荷的运动。日常可按揉或艾灸足三里穴。易感冒或自汗者可服用玉屏风散预防。

(三) 阳虚质

总体特征:以虚寒表现为主,如畏寒怕冷,手足不温。

人群占比:7.9%。女性多见,我国东北地区多见。

形体特征:肌肉松软。

常见表现:手足不温,畏寒,精神不振,喜食热,舌淡胖嫩,脉沉迟。

心理特征:多内向,沉静性格。

发病倾向:易患疾病为泄泻、痰饮、肿胀等;病后邪易从寒化。

适应能力:易感风、寒、湿邪,耐热不耐寒。

保健方案:以甘温益气为法,可多食葱、姜、花椒、辣椒、韭菜、胡椒、牛肉、羊肉、狗肉、鳝鱼等。少食西瓜、梨、藕、黄瓜、雪糕等寒凉生冷的食物。可服用金匮肾气丸。秋冬季节注意背部、小腹部、膝以下部位的保暖防寒。夏季避免空调、电扇的冷气冷风。运动选择舒缓柔和的项目,如散步、太极拳、慢跑、广播操等。可常按揉或艾灸足三里、气海、涌泉、关元等穴位,可适当蒸桑拿或泡温泉浴。多与他人交流谈心,多听豪迈、高亢、激扬类型的音乐。

(四) 阴虚质

总体特征:以虚热表现为主,如口燥咽干,手足心热等。

人群占比:8.89%。以年轻人多见,我国西部地区多见。

形体特征:偏瘦。

常见表现:咽干口燥,鼻微干,手足心热,喜冷饮,大便偏干,舌红少津,脉细数。

心理特征:性格外向,活泼好动,性情易急躁。

发病倾向:易患疾病为不寐、失精、虚劳等;病后邪易从热化。

适应能力:不能耐受燥、暑、热邪,耐寒不耐热。

保健方案:以滋阴为法,多芝麻、绿豆、百合、冬瓜、食鸭肉、猪肉、龟、鳖等甘凉滋润的食物。少食性温燥烈的食物,如葱、蒜、辣椒、韭菜、葵花子、羊肉、狗肉等。可酌情服用杞菊地黄丸、六味地黄丸等。

保证午休时间,避免熬夜,节制房事,减少剧烈运动及高温酷暑环境中工作。运动应选择间断性中小强度的项目,如太极剑、太极拳等。锻炼时不宜出汗太多,应及时补充水分,不宜蒸桑拿。

注意情绪调节,选择书法、下棋等娱乐活动来舒缓情绪、怡情悦性,游山玩水以寄情山水、陶冶情操。音乐多选择欣赏抒情及曲调舒缓、轻柔的,以放松身心,防止恼怒。

(五)痰湿质

总体特征:以痰湿表现为主,形体肥胖,尤以腹部肥满,口黏腻。

人群占比:6.28%。多见于男性、领导及生活安逸的中老年人。

形体特征:肥胖,腹部松软肥满。

常见表现:面部油脂分泌较多,喜食肥甘厚腻,易出汗且黏腻,痰多,胸闷,口甜或黏腻,舌苔腻,脉滑。

心理特征:多为温和、稳重的性格,善于忍耐。

发病倾向:易患疾病为消渴、高脂血、中风、胸痹等。

适应能力:难以适应潮湿环境。

保健方案:以祛湿健脾为法,饮食宜清淡,少食肥甘厚腻的食物。金橘、葱、蒜、海带、海藻、萝卜、冬瓜、芥末等食物可适当多食。多参加户外活动,衣着应透气,多晒太阳。运动应长期坚持。可服用化痰祛湿的方药,常用的药物有荷叶、苍术、白术、泽泻、鸡内金、黄芪、橘红、防己、生蒲黄、生大黄等。

(六)湿热质

总体特征:以湿热表现为主,面垢油光,口苦,舌苔黄腻。

人群占比:9.88%。多见于学生、商人,我国南部、东部地区多见。

形体特征:中等或偏瘦体型。

常见表现:身重困乏,口苦口干,面垢油光,易生痤疮,大便或燥结或黏腻不畅,小便黄量少,女性带下增多,男性阴囊潮湿,舌质红苔黄腻,脉滑数。

心理特征:易急躁心烦。

发病倾向:易患疾病为黄疸、热淋、疮疖等。

适应能力:难以适应长夏季节的湿热气候及潮湿、气温偏高的环境。

保健方案:以清热祛湿为法,饮食宜清淡,多食西瓜、冬瓜、黄瓜、绿豆、藕、苋菜、空心菜、芹菜等甘寒、甘平的食物,少食辛温辛热的食物,戒烟戒酒。可服用清胃散、甘露消毒丹、六一散等。

避免熬夜及过度劳累,长夏暑湿季节尽量减少户外活动。运动选择较大运动量、大强度的项目,如爬山、中长跑、武术、游泳及各种球类运动等。

(七)血瘀质

常见表现:面色及皮肤晦黯,色素沉着,易出现瘀斑,胸闷胸痛,半身不遂,口眼歪斜,口唇黯淡,舌质黯或有瘀斑,舌下络脉增粗、紫黯,脉涩。

保健方案:以活血化瘀为法,多食具有疏肝解郁、活血、行气、散结作用的食物,如玫瑰花、山楂、黑豆、醋、绿茶、金橘、橙、李子、柚、桃、海带、海藻、紫菜、萝卜等。少食肥猪肉等。保证充足的睡眠,劳逸结合。运动选择舞蹈、步行、太极拳、太极剑等有助于促进气血运行的项目。可通过按摩疏通经络,以缓解疼痛,增强体质,稳定情绪。运动应注意适量,如出现心率加快、呼吸困难、胸闷等不适症状,应及时停止运动,并到医院检查。可服用桂枝茯苓丸等。

(八)气郁质

总体特征:以气郁表现为主,表现为神情抑郁、忧虑、性情脆弱等。

人群占比:8.73%。多见于年轻人及女性。

形体特征:偏瘦体型者多见。

常见表现:烦闷不乐,情感脆弱,情绪低落、抑郁,舌淡红苔薄白,脉弦。

心理特征：多为内向性格，敏感多虑，情绪不稳定。

发病倾向：易患疾病为郁证或抑郁症、神经官能症、梅核气、脏躁、百合病、失眠等。

适应能力：较难适应阴雨天气，对精神刺激适应较差。

保健方案：多食具有行气解郁、消食、醒神作用的食物，如山楂、葱、蒜、小麦、金橘、海带、海藻、蒿子杆、萝卜等。避免在睡前饮茶、咖啡等。可服用柴胡疏肝散、逍遥散、越鞠丸、舒肝和胃丸、开胸顺气丸等。

运动可选择较大量的项目，尽量增加户外锻炼，如登山、跑步、武术、游泳等。多参加群体性的运动及社交活动，多向大家倾诉不良情绪，解除自我封闭状态。

（九）特禀质

总体特征：因先天失常引起，表现为过敏反应、生理缺陷等。

人群占比：4.91%。多为遗传所致。

形体特征：先天禀赋异常者表现为畸形、生理缺陷；过敏体质者一般无异常特征。

常见表现：先天禀赋异常者多有先天性、家族性、垂直传递等特征，胎传性疾病因母体影响胎儿生长发育或诱发相关疾病；过敏体质者常见风团、哮喘、鼻塞、喷嚏、咽痒等。

心理特征：因禀质不同而有所差异。

发病倾向：先天禀赋异常者易患先天愚型、血友病等遗传性疾病；易患胎传性疾病，如胎惊、解颅、五迟、五软等。过敏体质者易患疾病有荨麻疹、哮喘、药物过敏、花粉症及过敏性鼻炎等。

适应能力：对外界环境适应力差，每逢过敏季节过敏体质者适应力差，宿疾易复发。

保健方案：饮食宜粗细荤素搭配、清淡、均衡。少食辛辣刺激及易致过敏的食物，如腥膻发物、浓茶、辣椒、蟹、虾、荞麦（含致敏物质荞麦荧光素）、咖啡、白扁豆、蚕豆、牛肉、鲤鱼、鹅肉、茄子、酒等。可服用过敏煎、消风散、玉屏风散等。长期保持室内被褥、床单、地面等的清洁，室内装修后不宜立即居住。过敏季节减少室外活动时间,佩戴口罩等预防花粉、柳絮等过敏物质。不宜养宠物,起居规律,积极参加体育运动,避免精神及情绪紧张。

总之,随着今后体质学说的不断丰富完善,根据体质分类进行有的放矢地养生,必将更加精确地指导人们调护身心,保持健康。

第三节　时 令 养 生

中医养生就是以中医整体观念为指导,通过精神摄养、饮食调理、形体练习、寒温将息等方法,对人体进行科学调养,保持生命健康活力,而中医养生的关键是达到人与自然的和谐统一。《黄帝内经》有"春生、夏长、秋收、冬藏"四时养生的方法,说明人生天地之间,理应与天地自然之气相应,所谓"顺天者昌,逆天者殃"就是这个意思。

《黄帝内经》提出适应环境四时气候变化的养生方法。在四时调摄养生方面,《黄帝内经》提出"动作以避寒,阴居以避暑"(《素问·移精变气论》)及"春夏养阳,秋冬养阴"(《素问·四气调神大论》)等论述。并提出人须顺应四时的养生规律,这一规律主要根据春温、夏热、长夏湿、秋燥、冬寒的四季变化与春生、夏长、长夏化、秋收、冬藏的生物生长规律相对应而产生。《灵枢·师传》还指出人们生活在大自然环境中要适应四时气候变化,才能保持机体健康而不病。"四时养生"就是要顺应一年四季气候变化的规律和特点,其核心思想为"顺应四时,趋利避害"。根据四季不同的气候特点和阴阳之气的消长变化,《素问·四气调神大论》强调了顺应四时变化规律,调整生活起居方式,防止邪气侵袭的具体方法:"故阴阳四时者,万物之所终始也,死生之本也,逆之则灾害生,从之则苛疾不起……春三月,此谓发陈,天地俱生,万物以荣,夜卧早起,广步于庭,被发缓形,以使志生,生而勿杀,予而勿夺,赏而勿罚。此春气之应,养生之道也。逆之则伤肝,夏为寒变,奉长者少。夏三月,此谓蕃秀,天地气交,万物华实,夜卧早起,无厌于日,使志无怒,使华英成秀,使气得泄,若所爱在外。此夏气之应,养长之道也。逆之则伤心,秋为痎疟,奉收者少。秋三月,此谓容平,天气以急,地气以明,早卧早起,与鸡俱兴,使志安宁,以缓秋刑,收敛神气,使秋气平,无外其志,使肺气清。此秋气之应,养收之道也。逆之则伤肺,冬为飨泄,奉藏者少。冬三月,此谓闭藏。水冰地坼,无扰乎阳,早卧晚起,必待日光,使志若伏若匿,若有私意,若已有得,去寒就温,无泄皮肤,使气亟夺。此冬气之应,养藏之道也。逆之则伤肾,春为痿厥,奉生者少。"记载了"春生""夏长""秋收""冬藏"四时养生的方法,提出了顺应四时阴阳变化,调养精神情志的原则与方法及违背这一原则可能产生的危害性。因此,"天人合一"整体观推动着中医养生理论和实践的发展。

五脏之气随着时令节气而盛衰变化,根据"脏气法时"和"五脏所苦",《素问·脏气法时论》提出:"肝主春,足厥阴少阳主治,其日甲乙,肝苦急,急食甘以缓之。心主夏,手少阴太阳主治,其日丙丁,心苦缓,急食酸以收之。脾主长夏,足太阴阳明主治,其日戊己,脾苦湿,急食苦以燥之。肺主秋,手太阴阳明主治,其日庚辛,肺苦气上逆,急食苦以泄之。肾主冬,足少阴太阳主治,其日壬癸,肾苦燥,急食辛以润之,开腠理,致津液通气也。"在养生方面,也应根据"时藏阴阳"理论,在不同时节,根据节气和脏腑特性来养长季节所主藏象,即春天注重保养肝,夏季注重保养心,长夏注重保养脾,秋季注重保养肺,冬季注重保养肾。在养生保健和疾病诊治过程中,要顺应四时规律和气候变化,加以预防和治疗。人体只有顺应四时变化,才能维持人体正常生理机能的运行,促进人体生命活动。正如《素问·生气通天论》中提到的:"苍天之气,清静则志意治,顺之则阳气固,虽有贼邪,弗能害也。故圣人传精神,服天气而通神明。失之则内闭九窍,外壅肌肉,卫气散解,此谓自伤,气之削也。"意思是人若遵守自然规律,顺应天地阴阳活动,正气存于体内,此时即使有邪气侵犯,也不会使人体感染疾病。《素问·五常政大论》提出万物生化,非人力可以改变的,人体不能违背四时之气的变化规律:"化不可代,时不可违。夫经络以通,血气以从,复其不足,与众齐同,养之和之,静以待时,谨守其时,无使倾移,其形乃彰,生气以长,命曰圣王。"《素问·宝命全形论》言:"人能应四时者,天地为之父母。"《灵枢·本神》说道"故智者之养生也,必顺四时而适寒暑""四时养生",就是要顺应一年四季气候变化的规律和特点,其核心思想为"顺应四时、趋利避害"。

顺应四时变化是保健养生、疾病诊治必须遵守的原则。中医养生学主张顺应自然,起居有常。人类在养生、预防、治疗的过程中,必须时刻把自己的生活与天地联系在一起考虑,才能正确认识人类本身与人类疾病。中医养生学认为要长寿,必须顺应自然、利用自然、改造自然、认识社会、适应社会和改造社会,同时还要高度重视人体本身的统一性、完整性。中医学养生康复的过程就是在中医整体观念指导下,把人与自然、人与社会、人的自身皆视为一个整体,通过精神摄养、饮食调理、形体练习、寒温将息等方法,对人体进行科学调养,调和阴阳,保持生命健康活力,从而达到人与自然的和谐统一。

《素问·四气调神大论》有云:"是故圣人不治已病,治未病。"所强调的不仅是疾病的预防,亦是在病邪未深入之时的早期防治,以免病甚。《素问·玉机真藏论》曰:"凡治病,察其形气色泽,脉之盛衰,病之新故,乃治之,无后其时。"在诊治疾病时,医者须从整体观出发,全面观察,综合分析,把握病势,并及时地进行治疗,不得延误。若是由于医者认识疾病与处方用药上的不足,使得病情加重、恶化,或者反复,便是误诊。

以下列出二十四节气养生要点。

一、立春养生

立春,为二十四节气之首。立,是"开始"之意;春,代表着温暖、生长。

立春是春季万物复苏的开始,拉开了春天的序幕。立春之后,白天渐长,太阳逐渐温暖,日照、气温、降水逐渐上升和增多。

春季养生应着眼于"生",顺应春季阳气生发之势,着眼于万物始生的特点,注意保护初生之阳气。春在五行属木,与肝相应。(这是五行学说,以五行特性来说明五脏的生理活动特点,如肝喜条达,有疏泄的功能,木有生发的特性,故以肝属"木")肝的生理特点为主疏泄,喜条达而恶抑郁,其在志为怒。精神养生方面,春季应戒忧郁、暴怒,保持积极乐观、心胸开阔、心境愉悦的良好心态。春季为大自然"发陈"之时,应充分珍惜并利用"发陈"之势,借助万物萌生、新陈代谢旺盛、阳气上升的趋势,通过恰当的养生调摄,使人体阳气在春季得以宣发,新陈代谢机能得以正常运行。

春季乍寒乍暖,气温变化较大,而人体的腠理此时较为疏松,抵抗寒邪的能力相对较弱,因此初春时节不应顿去棉服,尤其在北方地区生活的人更应注意,年老体弱者骤减换装尤宜审慎。《备急千金要方》主张春时衣着宜"下厚上薄",《老老恒言》亦云:"春冻半泮,下体宁过于暖,上体无妨略减,所以养阳之生气。"人体的气血与自然界同步,起居方面春天应舒展畅达,夜卧早起,披发免冠,纾缓衣带,舒展四肢形体,多进行户外活动,避免倦懒思眠,使自己的精神情志与大自然春季的特点相适应,以求精力充沛、身心和谐。

考虑到春季阳气初生,饮食调养方面,不宜食酸收之味,宜食辛甘发散之品。《素问·脏气法时论》说:"肝主春……肝苦急,急食甘以缓之……肝欲散,急食辛以散之,用辛补之,酸泻之。"五脏与五味相对应,酸味入肝,性收敛,不利于肝气的疏泄和阳气的生发,饮食调养应投脏腑之所好,即"违其性故苦,遂其性故欲。欲者,是本脏之神所好也,即补也。苦者是本脏之神所恶也,即泻也。"基于以上这种关系,可有目的地选择一些疏肝理气、柔肝养肝的草药及食品,草药有郁金、枸杞、元胡、丹参等,食品有葱、大枣、香菜、豆豉、花生等辛温发散之品,灵活进行选膳配方。

防病保健是春季养生的另一个方面。尤其是初春,天气逐渐转暖,细菌、病毒等随之生长繁殖,很多流行病开始发生或流行,如中医的温邪,西医的流感、麻疹、肺炎、流脑、猩红热等。

预防春季疾病发生的措施主要有:一要消灭传染源;二要常开窗,保持空气流通,使室内空气清新;三要加强锻炼,提高人体的防御能力;四要注意口鼻保健,阻断温邪上受首先犯肺之路。

二、雨水养生

雨水,表示一年中降雨的开始,也表明雨量自此增多。

根据自然界雨水节气的特点,此时应着重"调养脾胃"。脾胃为"气血生化之源""后天之本",中医认为脾胃的强弱是人之寿夭的重要决定因素。明朝医家张景岳认为:"土气为万物之源,胃气为养生之主。胃强则强,胃弱则弱,有胃则生,无胃则死,是以养生家必当以脾胃为先。"可见,脾胃健旺是人们健康长寿的基础。

春天之肝木何以与脾土相关? 五行学说在中医学的应用中,以五行的特性来说明人体五脏的生理功能。肝属木,木性可曲可直,条顺畅达,有生发的特性,故肝喜条达而恶抑郁,有疏泄的功能。脾(胃)属土,土性敦厚,有生化万物的特性,脾又有消化水谷,运送精微,营养五脏、六腑、四肢百骸之功效,为气血生化之源。其在生理上五脏相互联系,病理上五脏又相互影响。五行生克制化关系中,木旺乘土,即肝木过旺克伐脾土,也就是说由于肝木疏泄太过,则脾胃因之而气虚,若肝气郁结太甚,则脾胃因之而气滞,两者皆肝木克脾土也。《难经》称为"逆传"即肝病传脾。所以,春季养生中既要注意春季阳气生发的特点,扶助阳气,又要避免伤及脾胃。

中医学认为脾胃能益气而化生营血,被称作"水谷之海"。精髓、气血、营卫、津液等均是人体机能运行的物质基础,均由脾胃化生,脾胃功能健旺,才能确保化源充足,气血旺盛则脏腑功能强盛;脾胃还是人体气机升降的枢纽,脾胃之气升降运动协调,才能调节并促进人体的新陈代谢,确保生命活动协调平衡。而人身元气是健康之本,脾胃则是元气之本。元代著名医家李东垣提出:"脾胃伤则元气衰,元气衰则人折寿"的观点。在他的《脾胃论》中:"真气又名元气,乃先身生之精气也,非胃气不能滋之"。并指出:"内伤脾胃,百病丛生。"这说明百病滋生的主要原因是脾胃虚弱。

《本草衍义》说:"夫善养生者养其内,不善养生者养其外。养外者实外,以充快、悦泽、贪欲、恣情为务,殊不知外实则内虚也。善养内者,使脏腑安和,三焦各守其位,饮食常适其宜。"因此可以说,脾胃是健康之本,生命之本,我国历代养生家、医家都很重视护养脾胃。实验研究也证明,脾胃功能正常可提高人体免疫功能,抗衰防老。

调养脾胃可根据自身情况选择恰当的具体方法,如起居劳逸调摄、饮食调节、药物调养。

　　饮食调节：春季多风多燥，气温升高，嘴唇干裂、口舌干燥、皮肤干燥等现象时常出现，因此应多食用新鲜水果、蔬菜以补充水分及维生素。春季阳气发越，万物生发，宜少食油腻、辛辣发散的食物，以免助阳外泄，使肝木生发太过，克伤脾土。肝在五行属木，酸味入肝，脾属土，甘味入脾，木克土。因此，春季应少食酸味食物，多食甜味食物，以长养脾之气。香椿、韭菜、甘蔗、百合、荠菜、豌豆苗、藕、茼蒿、春笋、萝卜、山药、芋头、荸荠等均可选择。

　　药物调养：脾胃升降、生化，因此用药应顺应脾胃的机能，选择升发阳气、调补脾胃的药物。如白菊花、沙参、决明子、西洋参、首乌粉等药物。

　　精神调摄：李东垣认为"凡愤怒、悲思、恐惧，皆伤元气"，因此精神调摄要做到清心寡欲、不妄作劳以养元气。

　　起居劳逸调摄：应做到劳逸结合，起居有常。遵循自然界规律，顺应自然，保护人体的生机，随空间、时间、四时季节的改变调整生命的节奏，以达到调养后天、健运脾胃、延年益寿的目的。

　　忌食食物：不可生食葱、蒜，正月忌食雀肉、狗肉、羊肉，花生宜煮食。

三、惊蛰养生

　　惊蛰，反映的是自然生物受节律变化影响而出现萌发生长的现象。时至惊蛰，阳气上升，气温回暖，春雷乍动，雨水增多，万物生机盎然。惊蛰时节也应根据自然物候现象来养生，并结合自身体质，采取恰当的起居、饮食、精神调养。

四、春分养生

　　春分，阴阳相半也。故昼夜均而寒暑平。

　　春分时节平分寒暑、昼夜，因此春分的保健养生应关注人体阴阳的状态平衡。斯大林认为："物体相对静止的可能性，暂时平衡的可能性，是物质分化的根本条件，因而也是生命的根本条件。"为求得这种"生命的根本条件"，需维持"暂时平衡状态"，因此养生的重要法则就在于保持人体阴阳的平衡，无论对于调摄饮食、起居、精神等方面，还是药物使用及自我保健，阴阳平衡这一法则都至关重要。养生保健的根本在于：始终使人体保持在相对平衡、平静的状态。这就要求人们在养生中要善于运用阴阳的规律，协调人体的功能，以使机体达到内外、上下平衡的状态。

五、清明养生

清明时，气清景明，万物皆显，因此得名。

清明节对于养生调摄也是一个关键的节气。此时期易发高血压，因此应围绕高血压采取适当的养生调护措施。高血压即体循环内动脉压持续的增高，长期的血压过高可影响心、脑、肾等器官及其血管。随着年龄的增加，高血压病的发病率也逐渐升高。相较于血压正常者，高血压患者中急性心肌梗死、冠心病的发病率高出 3~5 倍。中医辨证治疗高血压，除了要常规观察血压情况，还会分析患者的全身症状，如头痛、眩晕等。高血压的病因主要有劳倦久病、年老体虚、饮食偏嗜、情志失调等；病机主要为本虚标实，人体阴阳失调。常见的中医证型有：阴虚阳亢证（头晕头痛，失眠多梦，面色潮红，四肢麻木，耳鸣眼花，腰膝酸软）；肝肾阴虚证（头晕眼花，目干涩，耳鸣耳聋，足跟痛，腰酸腿软）；阴阳两虚证（头昏眼花，如坐舟船，烘热，面白少华，心悸气短，夜尿频多，腰膝酸软，或有水肿）。高血压患者的养生调摄应时刻考虑本虚标实、阴阳失调的病机，始终以补虚扶正、调和阴阳为法，并结合情志调摄以综合调养。情志因素可引发或加重高血压，喜怒太过或情志不遂时，常会影响肝脏疏泄及肾脏涵养的功能，因此在调养中也应关注情志。

情志影响血压也得到了现代医学研究的证明。人长期焦虑、烦躁、精神紧张或受到外界不良刺激，都可诱发或加重高血压。因此，在高血压患者的情志调摄中，应当保持心情舒畅，减少情志过度的情况，易性移情，锻炼方式首选动中有静、动作柔和的太极拳；避免参与竞技性的运动，以免情绪过于激动;避免参加负重运动,以免因屏气及过度劳累引起血压升高。饮食应定时定量,避免暴饮暴食。肥胖患者,应限制每日摄入的热量,少食甜食,多食蔬菜瓜果。老年高血压患者还应降低盐的摄入量,维持低盐饮食,同时通过食用水果、蔬菜类食品增加钾的摄入。

阴虚阳亢证,可取 5~10g 野菊花沸水煮 3~5 分钟后代茶饮。

肝肾阴虚证,可食用蜂王浆。

阴阳两虚证,可取黑芝麻、胡桃肉、枸杞各 20g,水煎与汤同服,日一次。

六、谷雨养生

谷雨,取自"雨生百谷"之意,此时的降水量显著增多,谷类作物能茁壮成长。

《素问·保命全形论》说:"人以天地之气生,四时之法成。"天地之间的变化会对人体的内环境产生影响,为了避免或减少疾病的发生,我们需要保持内、外环境的平衡。因此养生时要考虑谷雨节气的特征。谷雨节气降雨增多,空气中的湿度逐渐加大,此时在养生中注意保护阳气,顺遂四时气机运转,通过养生调摄人体内部环境,使其与外部自然环境的变化相适应,以保持正常的生理功能。

谷雨节气的气候虽以晴暖为主,但早晚温差大,早出晚归的人更应注意保暖,避免感冒发生。

七、立夏养生

立夏,标志着万物进入旺盛生长的时节。

《素问·四气调神大论》曰:"夏三月,此谓蕃秀;天地气交,万物华实。"立夏到立秋前为夏三月,共包括立夏、小满、芒种、夏至、小暑、大暑六个节气。农历四月前后为孟夏(夏之初),正值立夏、小满节气,天气渐热,植物生长繁盛,此时期利于心脏的生理活动,节气相交之时应顺之。因此,整个夏季的养生都要特别注重养护心脏。

即使是体健之人,立夏节气到来也应谨防外感,一旦患外感疾病也不可轻易运用发汗之剂,以免淋漓多汗而伤心气心阳。老年人更应注意预防心脏病发作。故立夏时节,宜安闲自乐,开怀愉悦,切忌暴喜而伤心。清晨可食少许葱头,晚饭宜饮少量红酒,以畅通气血。饮食应以低盐、低脂、清淡为主。

八、小满养生

小满节气预示着进入雨季,降水大幅增多,自小满节气开始,夏收作物冬小麦、大麦等已经结果,籽粒逐渐饱满,但还未成熟,因此叫小满。

小满正值五月下旬,气温增高,如若贪凉卧睡容易引发风湿、湿疹等皮肤病。由于小满节气是皮肤病的高发期。饮食调理上对各种类似的皮肤病患者,均宜以清淡的饮食为主,常吃的食物有绿豆、赤小豆、薏苡仁、西瓜、冬瓜、丝瓜、水芹、黄瓜、黄花菜、山药、荸荠、黑木耳、西红柿、胡萝卜、藕等;忌食甘肥厚味、滋腻助湿的食物,如动物脂肪、海腥鱼类、酸辣味重、油煎熏烤之物及性属温热之品,如生葱、生蒜、生姜、辣椒、芥末、韭菜、胡椒、茄子、茴香、蘑菇、桂皮、蟹、虾、海鱼以及牛、羊、狗、鹅肉类等。

九、芒种养生

芒种,又名"忙种"。芒种时节气温升高显著,空气湿度大,雨量充沛,适合种植晚稻等谷类。

我国地域幅员辽阔,气候特征也各有差异。我国长江中、下游地区,芒种时节气温升高,雨量增多,进入梅雨连绵的季节,空气潮湿,天气异常闷热,衣物器具容易发霉,所以长江中下游地区的人们把这种天气称作"黄梅天"。我国的端午节也在芒种前后,民间有谚语云"未食端午粽,破裘不可送",意思是说端午节前,不宜过早脱去御寒的衣服,以免受寒。我国江西省有"芒种夏至天,走路要人牵;牵的要人拉,拉的要人推"的说法,短短几句话,反映出容易困乏是夏天的通病。这是由于夏季气温升高,空气中湿度增加,热蒸湿动,体内的汗液不能通畅地散发出来,湿热弥漫于呼吸之所受、人身之所及。所以暑令湿胜必使人感到萎靡不振,四肢困倦。因此,芒种时节应注意防暑,增强体质,以避免发生水痘、腮腺炎、中暑等季节性疾病。

芒种养生要根据季节的气候特征,在保持轻松、愉快的状态下调养精神,不可有恼怒忧郁,如此气机方能得到宣畅自如。

起居方面,应晚睡早起,在避免太阳直射,注意防暑的情况下,适当晒太阳,以顺应阳气充盛的规律,振奋精神。夏季夜短昼长,中午时分适当小憩可帮助人体恢复精力,利于人体健康。芒种之后,午时气温较高,易汗出,要勤换勤洗衣衫。芒种后可多洗澡以避免中暑,使皮肤疏松,"阳热"通过腠理开泄而出。但须注意,出汗后不可立即洗澡,即顺应"汗出不见湿"的古语,若"汗出见湿,乃生痤疮"。

历代养生家在饮食调养方面,都认为夏三月应清淡饮食《吕氏春秋·尽数》指出:"凡食无强厚味,无以烈味重酒。"唐朝的孙思邈提倡人们"常宜轻清甜淡之物,大小麦曲,粳米为佳"。又说:"善养生者常须少食肉,多食饭。"元代医家朱丹溪的《格致余论·茹淡论》曰:"天之所赋者,若谷菽菜果,自然冲和之味。"从中医角度看,夏季养生中饮食清淡非常必要,可减轻肝脏和脾胃的负担,从营养学角度说,豆类、蔬菜可为人体提供每日所必需的膳食纤维、脂肪、矿物质、蛋白质和大量维生素。维生素在人体新陈代谢过程中不可或缺,还可以防止衰老、预防疾病。蔬菜瓜果中的维生素 C 还是人体抗氧化的重要物质,它能促进黏膜的修复和弹性,是一些激素形成中不可缺少的成分。此外,维生素 C 还能促进抗体形成,抑制病变,提高人体的抗病能力。对老年人来说,多吃蔬菜瓜果能修补并保养血管,还能把沉积在血管壁的胆固醇转移到肝脏,预防并治疗动脉硬化。蔬菜纤维素可保持大便畅通,减少体内毒素并预防心脏疾病,还可预防长期便秘引起的直肠癌。

另外,饮食要求清淡的同时,也不可过甜或过咸。饮食过咸会引起体内血钠升高,容易出现血压升高、尿潴留、脑血管功能障碍等。饮食过甜,体内碳水代谢能力随年龄增长逐渐降低,容易导致高脂血症、脂肪肝、高胆固醇症等,甚至可诱发糖尿病。由此可见,控制饮食是养生防病非常重要的一种方式。此外,夏季炎热,人体多汗,易耗气伤津,应多吃生津止渴、祛暑益气的食物。年老之人因机体功能衰退,炎热的夏季消化动力减弱,心脑血管硬化,因此饮食宜清淡为主,辅助清热解暑、护胃健脾、降压、降脂的食物。女士在经期或产后,即使天气炎热,也应忌食生冷之品,防止引发妇科疾病。

十、夏至养生

中医理论中,夏至日天地间阳气最为旺盛,此时养生应顺应夏季阳盛于外的特点,着眼于"长"阳气。

《素问·四气调神大论》曰:"使志无怒,使华英成秀,使气得泄,若所爱在外,此夏气之应,养长之道也。"此段讲,夏季不要恼怒忧郁,懈怠厌倦,如万物生长需要阳光那样,无我利他,感恩奉献,长养万物,奉养众生,使心胸宽阔,气和神清,精神饱满,承担使命,培养乐观的性格,以利于气机的通畅。嵇康《养生论》对炎炎夏季有其独到之见,认为夏季炎热,"更宜调息静心,常如冰雪在心,炎热亦于吾心少减,不可以热为热,更生热矣",即"心静自然凉"。这里所说就是夏季养生法中的精神调养。

起居生活应顺自然阴阳之变化,宜晚睡早起。夏季暑热难耐,"暑易伤气",如果出汗太过,则容易胸闷头晕,口渴心悸。安排体育锻炼和室外工作时,应避开烈日高温,容易发生热射病,出现恶心,甚至昏迷。合理安排休息时间,一为避免炎热,二可恢复精神及体力。还建议每天温水洗澡,以洗掉汗水污垢,使皮肤清洁凉爽,消除疲劳,改善睡眠,增强抵抗力。这是由于温水洗澡可利用水温及水压起到按摩作用,可降低神经系统兴奋性,扩张体表血管,加快血液循环,改善组织和肌肤的血供,降低肌肉张力。夏日天气炎热,腠理开泄,人体易受风寒湿邪侵袭,在空调房内睡眠时,不宜直吹,室内温度也不宜过低,更不宜夜晚露宿。

运动锻炼也是养生中非常重要的因素之一。夏季最好选择在较凉爽的时间地点进行运动,场地宜选择室内或者公园庭院、河湖水边等空气新鲜、阴凉的地方,也可到海滨、森林地区度假疗养。锻炼的项目选择以太极拳、慢跑、散步为佳,不宜做剧烈的运动,否则汗泄太多,大汗淋漓,会耗气伤津。在运动锻炼后,可适量饮用绿豆汤或淡盐开水,切不可立即饮用大量凉水或冰水,更不可立即淋浴或用冷水冲头,否则易引发肺胀、黄汗、寒湿痹证等多种疾病。

饮食调养,有夏时心火当令,心火过旺则克肺金之说(五行的观点),故《金匮要略》有"夏不食心"的说法。根据夏季五行属火、五成为长、五脏属心、五味宜苦的相互关系,苦味食物能够助心气、制肺气。夏季因炎热又是多汗的季节,人体耗损的盐分比较多,心脏功能容易受到影响。中医学认为,此时应多食咸味以补心,多食酸味以固表养心。《素问·脏气法时论》曰:"心主夏,心苦缓,急食酸以收之……心欲软,急食咸以软之,用咸补之,甘泻之。"心之气好咸软,故以咸柔之品软也。从阴阳学角度看,夏月伏阴在内,饮食不可过寒,如《颐身集》所说:"夏季心旺肾衰,虽大热不宜吃冷淘冰雪、蜜水、凉粉、冷粥。饱腹受寒,必起霍乱。"心旺肾衰,即上热下寒之意,因其下寒,故不宜进食生冷,少则犹可,贪多定会脾胃伤于寒,上吐下泻。绿豆汤、乌梅汤、西瓜,虽可解渴消暑,但不宜冰镇食用。按照中医学脏与脏之间的关系来说"肾无心之火则水寒,心无肾之水则火炽。心必得肾水以滋润,肾必得心火以温暖"(《傅青主女科》),从文中可看出心、肾二脏之间关系的重要性。

夏季气候炎热,人体脾胃的消化功能相对较弱,因此饮食不宜肥甘厚味,宜清淡少食,应多食杂粮,不可过食热性食物,以免化热生风,激发疔疮之患;瓜果冷食也应适可而止,以免损伤脾胃。

十一、小暑养生

小暑时,气温已经升高,但还不是最热的时期,所以叫作小暑。

小暑时节,我国大部分地区也都在忙于夏秋作物的田间管理。此时气候炎热,人容易心烦不安,疲倦乏力,在养护和锻炼中,应按五脏主时,夏为心所主而顾护心阳,平心静气,以确保心脏功能的旺盛,符合"春夏养阳"的原则。《灵枢·百病始生》曰:"喜怒不节则伤脏。"这是因为人体的情志活动与内脏有密切关系,有其一定规律。情志刺激不同所伤及的脏腑也不同,最终引起的病理变化也有差异。中医养生重在"平"字,即任何情况均不可有过激,如过喜则伤心,心伤则心神激荡,思想不能集中,精神涣散,严重者精神失常等。心为五脏六腑之大主,一切生命活动都以心为主宰,是五脏功能的集中表现,有"心动则五脏六腑皆摇"之说。在情志方面,喜为心之志,此处的"喜"是在恰到好处的情况下,可以舒缓紧张的情绪,使气血和缓,心情舒畅。故夏季养生重在"心静平养"就是此道理。

夏季是多发消化道疾病的季节,在饮食上要改变饮食不洁、饮食偏嗜的不良习惯。饮食应以适量适度为宜。过饱,饮食积滞会阻碍脾胃的消化、运化和吸收功能,导致食积,出现吐泻、脘腹胀满、厌食等脾胃食伤之病;过饥,则饮食营养摄食不足,缺乏化源,致使气血生化不足,出现正气虚弱、形体消瘦倦怠、抵抗力低下等症状,甚至继发其他病症。《素问·痹论》"饮食自倍,肠胃乃伤",此即饮食要有节制之理。

夏季饮食不洁会引起痢疾、霍乱、寄生虫等多种胃肠道疾病,夏季炎热,细菌容易滋生,食物容易腐败,若进食变质腐败的食物,还会引起食物中毒,严重者出现昏迷或死亡。

十二、大暑养生

大暑是夏季最后一个节气,也是一年中最热的节气。

夏季酷暑多雨,气候炎热,暑湿之邪易乘虚而入,且暑气逼人,易于亏耗心气,尤其儿童、老人、体虚气弱者,往往调养困难重重,易出现中暑、疰夏等病。中暑先兆会出现全身明显心悸、胸闷、乏力、头昏、口渴、恶心、大量出汗、四肢麻木等症状。一旦出现中暑,应立即将患者转移至通风处休息,给病人喝些淡盐水。夏季预防中暑的方法:注意劳逸结合,合理安排工

作;睡眠要充足;避免在烈日下暴晒;讲究饮食卫生;注意室内降温。有条
件的人,进入夏季后,宜常服用一些芳香化浊、清解湿热之方,如飞滑石、炒
麦芽各 30g,佩兰叶、鲜藿香叶各 10g,甘草 3g,水煎代茶饮。也可在暑热之
季服用一些十滴水、藿香正气水等。

大暑是全年气温最高,阳气最旺盛的节气,中医养生中常有"冬病夏
治"的说法,故对于冬季易发作的慢性疾病,如慢性支气管炎、支气管哮喘、
肺气肿、风湿痹证、腹泻等,大暑是最佳的治疗时机。有以上慢性病的患者,
夏季养生中尤其应细心调养,重点防治,如三伏灸、三伏贴等方法。

例如慢性支气管炎,可采用内服外用的调理方法,具体为:内服金匮肾
气丸、左归丸温肾壮阳,或附子理中丸、苓桂术甘汤等以温阳健脾,每日两
次,每次一丸,连服一个月。外敷药可选用白芥子 20g、甘遂 10g、细辛 12g、
元胡 15g,共研细末,用姜汁调糊,共分成 6 份,每次取一份摊在直径约 3cm
的油纸或塑料薄膜上,贴在后背的肺俞、膈俞、心俞穴上或百劳、膏肓穴上,
用胶布固定。一般贴 4~6 小时,如果有灼痛感可提前取下。必须注意的是,
每一伏贴一次,每年三次,连续贴三年,可增强机体免疫力,降低机体的过
敏反应。这种内外治疗相结合的方法可以有效地缓解甚至根除症状。

暑天养生是减少疾病、防止衰老的有效保证。夏季有气候炎热的特点,
人体易伤津耗气,可选用药粥补养身体。《黄帝内经》有"药以去之,食以
随之""谷肉果菜,食养尽之"的论点。著名医家李时珍非常推崇养生药粥,
他说:"每日起食粥一大碗,空腹虚,谷气便作,所补不细,又极柔腻,与肠胃
相得,最为饮食之妙也。"药粥对儿童、老年人、脾胃虚弱者都非常适合。所
以,古人称"日食二合米,胜似参芪一大包""世间第一补人之物乃粥也"。
《医药六书》赞:"粳米粥为资生化育坤丹,糯米粥为温养胃气妙品。"药粥
要根据每人的不同疾病、体质,选用适当的药物,配制成粥方才能达到满意
的效果。

夏季养生,水是十分重要的。俗话说"人是水浇成的",这话不无道理。
水占人体重量的百分之七十左右,养生推崇饮用温开水。实验结果也表明,
一杯普通的水烧开后,盖上盖子冷却到适饮温度。其烧开被冷却过程中,

氯气比一般自来水减少了 1/2,水的导电率、密度、表面张力、黏滞度等理化特性都发生了改变,近似于细胞中生物活性的水。

除水之外,汤、果汁、酒等都可称为饮品。合理选用都能对人体起到很好的保健作用。盛夏阳热下降,水气上腾,湿气充斥熏蒸,故在此季节,感受湿邪者较多。在中医学中,湿为阴邪,其性重浊黏滞,易阻遏气机,损伤阳气,食疗药膳以分消走泄、清热利湿为宜。

十三、立秋养生

大暑之后,时序节气到了立秋,预示着秋天的到来。立秋由于盛夏余热未消,特别是在立秋前后,很多地区仍处于炎热之中,故素有"秋老虎"之称。气象资料表明,这种炎热的气候,往往要到九月的下旬,天气才真正能凉爽起来。

立秋是进入秋季的初始,《管子》中记载:"秋者阴气始下,故万物收。"在秋季养生中,《素问·四气调神大论》指出:"夫四时阴阳者,万物之根本也,所以圣人春夏养阳,秋冬养阴,以从其根,故与万物沉浮于生长之门,逆其根则伐其本,坏其真矣。"古人对四时调摄的宗旨,四时养生要知道春生夏长秋收冬藏的规律,遵循顺应就能达到延年益寿的目的。整个自然界的变化是循序渐进的过程,立秋的气候由热转凉,也是阳气渐收,阴气渐长,收敛肃降的时期,是万物开始成熟收获的季节,也是人体阳消阴长的过渡时期。因此秋季养生,饮食起居、精神情志、运动锻炼皆以养收为原则,具体地讲,秋应于肺,在志为悲,情志悲忧易伤肺,所以在进行身心调养时切不可背离自然规律,遵循"使志安宁,以缓秋刑,收敛神气,使秋气平;无外其志,使肺气清,此秋气之应,养收之道也。"

精神调养:要做到神志安宁,心情舒畅,内心宁静,切忌悲忧伤感,主动予以排解伤感之事,秋天容平,收敛神气,以避肃杀之气。

起居调养:立秋之季已是天高气爽之时,应开始"早卧早起,与鸡俱兴",早卧以顺应阳气之收敛,早起为使肺气得以舒展,且防收敛之太过。

立秋暑热未尽,虽有凉风,但天气变化频繁,即使在同一地区也会出现"一天有四季,十里不同天"的情况。因而着衣宜保暖,但不宜太多,否则会影响机体对气候转变的适应能力,易受凉感冒。

饮食调养:《素问·脏气法时论》说:"肺主秋……肺欲收,急食酸以收之,用酸补之,辛泻之。"可见酸味收敛补肺,辛味发散泻肺,秋天宜收散平衡,所以要尽量少吃葱、姜等辛味之品,适当多食酸味。秋时肺金当令,肺金太旺则克肝木,故《金匮要略》又有"秋不食肺"之说。秋季燥气当令,易伤津液,故饮食应以润肺滋补为宜。《饮膳正要》说:"秋气燥,宜食麻以润其燥,禁寒饮食。"更有主张入秋宜食梨粥,以滋阴润燥者。总之,秋季时节,可适当食用芝麻、枇杷、菠萝、糯米、粳米、乳品、蜂蜜等柔润食物,以益胃生津。

运动调养:进入秋季,是开展各种运动锻炼的大好时机,每人可根据自己的具体情况选择不同的锻炼项目,这里给大家介绍一种秋季养生功,即《道藏·玉轴经》所载"秋季吐纳健身法",具体做法:清晨洗漱后,于室内闭目静坐,先叩齿36次,再用舌在口中搅动,待口里液满,漱练几遍,分三次咽下,并意送至丹田,稍停片刻,缓缓做腹式深呼吸。吸气时,用鼻吸气,舌舔上腭,用意送至下丹田。再慢慢从口中呼出,但不要出声默念哂字。如此反复30次。秋季坚持此功,有保肺健身之功效。

十四、处暑养生

是暑天将要结束的时节,"处"有终止的意思,顾名思义,处暑表明暑天将要结束。处暑节气为天气由热转凉的交替时期,自然界阳气趋向收敛,人体内阴阳随之转换,作息起居也应随之调整,做到早睡早起。处暑宜食用清热滋阴安神之品,如芹菜、菠菜、百合、银耳、莲子、海带、黄鱼、海蜇、干贝、蜂蜜、芝麻、糯米等。

十五、白露养生

白露,因空气中的水汽从这一天起愈加凝结成露而得名,为秋天的节气。

白露预示着凉爽秋季的开始,在调养身体时很多人一味地以肉类、海鲜等作为营养品进补,忽略了过多的营养物质会在体内成为季节过敏性疾病的诱发因素,给自己和家人的身体、工作和学习造成影响,因此大家在白露节气应特别注意,要避免上呼吸道感染、过敏性鼻炎、支气管病和哮喘病的发生。对于体质过敏引发的上述疾病,在选择饮食时应慎重。若是因过敏诱发支气管哮喘的患者,平时应少吃甚至不吃生冷、海鲜、辛辣、鱼、螃蟹、虾、烧烤、韭菜等食物,应饮食清淡、易消化、易耐受的食物。研究表明高钠饮食会增加支气管反应性,因此哮喘患者不宜饮食过咸。食物的属性与药物类似,各有不同的"性味归经""补泻"作用以及气机的"升降沉浮"。不同属性的食物有不同的作用,适宜人群也不相同,因此每个人应随四时季节变化调节饮食结构。

在秋季养生中,尤其是节气变更之时,我们应充分发挥食物的特性直接预防疾病,如用生姜、葱白、香菜、醋可预防并治疗感冒;麻疹的预防可食用樱桃汁、甜菜汁等;预防白喉可食用鲜橄榄煎汁、白萝卜等;荔枝、大蒜可预防胃炎、口腔炎引起的口臭;预防头晕可食用红萝卜粥等。此外也要针对性地加强某些营养摄入并结合饮食的全面调理作用以预防疾病。中国人现今追求优质的生活质量,而国际上也非常重视食物对疾病的防治功效,很多食物治疗和预防疾病的作用已经被科学家发现并证实,如马齿苋、芦笋、苦瓜等食物均可防癌抗癌。此外,科学家们还证实,保持良好的饮食方法和饮食习惯也能预防疾病。

《难经》记载:"人赖饮食以生,五谷之味,薰肤(滋养皮肤),充身,泽毛。"这是古人在两千年前描述的饮食营养作用。饮食滋养是人体赖以生存和运行的基础,饮食中的营养物质转换为"水谷精微",可为人体组织提供能量,可保障生命运动的正常进行。名医扁鹊"安身之本必资于饮食,不知食宜者,不足以生存",强调了食物属性是因人而异。

白露之后已表现出典型的秋季气候特征,主要的特点就是干燥,即人们常讲的"秋燥"。燥邪侵袭易耗伤津液,表现出鼻干、口干、咽干及皮肤干裂、大便干结等症状。秋燥的预防方法很多,首先可多食用一些滋润的食品,其次也可配合一些滋阴益气、宣肺化痰的中药,如西洋参、百合、人参、川贝、沙参、杏仁等,可有效缓解秋燥。

十六、秋分养生

从秋分开始北半球进入秋季。秋分时节,我国的大部分地区已入秋,天气凉爽,冷空气南下与暖湿空气相遇,产生降水,气温也伴随一次次降雨逐渐下降。

因为秋分节气已经真正进入到秋季,作为昼夜时间相等的节气,人们在养生中也应本着阴阳平衡的规律,使机体保持"阴平阳秘"的原则,按照《素问·至真要大论》所说"谨察阴阳所在而调之,以平为期",阴阳所在不可出现偏颇。

调养精神最主要的是保持神志安宁,收敛神气,避肃杀之气,培养乐观情绪,适应秋时容平之气。调养体质可效仿古代民间重阳节登高观景的习俗,登高远眺以使人心旷神怡,消散所有惆怅、忧郁等悲伤情绪,这是精神养生中的养收之法,为精神调节之良剂。

饮食调养方面,应从阴阳平衡出发,将饮食分为宜食与忌食。顺应阴平阳秘的规律为宜食,逆之为忌食。不同人的宜忌也各不相同,比如对于老年人,阴气不足阳气有余,应忌食峻补大热之品;对于正在发育的儿童,如非特殊情况也不应过分进补;痰湿体质的人应忌食生冷油腻的食物;阴虚及湿热体质的人应忌食辛辣之品;患有哮喘、皮肤病或其他过敏性疾病的人应忌食蟹、虾等海产;胃寒之人应忌食生冷的食物等。无论是哪种人群,最根本的原则是阴阳平衡,以免实者更实、虚者更虚。饮食调养方面要遵循"虚则补之,实则泻之""寒者热之,热者寒之"的原则。做到《素问·上古天真论》所说的:"其知道者,法于阴阳,和于术数,饮食有节。"食物搭配方面,中医非常注重调和阴阳,并且强调同属天然产物的食物和中药,有着水乳交融、密不可分的关系,尤其是调养或补益人体的血肉有情之品。我们很容易发现,本草、方剂典籍中药食同源的例证,古代医者把葱、姜、枣、乌鸡、羊肉、驴皮作为补益阴阳气血之上品;大量的食谱和菜肴中,我们会发现有很多药材配伍,如黄芪、桂皮、枸杞、豆蔻、山药、丁香、茯苓等。药食调配得当,能够增强食品保健强身和防病的功效。

十七、寒露养生

寒露是一个反映气候变化特征的节气。进入寒露,时有冷空气南下,昼夜温差较大,并且秋燥明显。寒露到来的时候,气温由热转寒,万物逐渐萧落,此时节冷热交替,自然界的阴阳之气开始转换,阴气渐长,阳气渐退,人的活动也要适应自然阴阳的变化,以确保体内的阴阳平衡,生理功能运行正常。

在四时养生中,中医学强调"春夏养阳,秋冬养阴"。所以秋季必须注意以"阴"的方式保养体内阳气。此时气候变冷,人体的阳气开始收敛,阴精化生于内,故应以静中保养阳气为主,也就是说,秋季养生也离不开"养收"这一原则。

秋于五行为金行,肺在五行中属金,故肺气与秋气相应,"金秋之时,燥气当令",此时燥邪易侵袭人体而耗伤肺之阴精,若调养失当,会出现皮肤干燥、鼻燥、咽干等一系列秋燥的症状。所以秋时的食养应以滋阴润肺为宜。古人云:"秋之燥,宜食麻以润燥。"秋季应多食用滋润的食物,如乳制品、芝麻、蜂蜜、粳米、糯米等;同时应多食山药、牛肉、猪肝、鸡、鸭、鱼、虾、大枣等以增强体质;少吃生姜、葱、蒜、辣椒等辛辣之品,因辛辣的食物易损耗人体的阴精。

精神情绪也不可忽视,由于日照减少而气候渐冷,秋气悲凉,时常引起心中凄凉之感,容易出现伤感、低落的忧郁情绪。因此,应该因势利导,宣发抑郁之情,保持乐观豁达的性情,培养良好的心态。

此外,秋季寒凉,人们也应根据相应的气候调整起居时间。流行病学研究发现,气候变冷时,脑血栓患者人数会随之增加,思考其原因与天气突然变冷有关,因寒冷刺激血管收缩,血流速度减慢,易在体内形成血栓。《素问·四气调神大论》明确指出:"秋三月,早卧早起,与鸡俱兴。"早卧是为了顺应夜晚阴精收藏的规律;早起是为了顺应阳气生发的规律,为了避免心脑血管疾病的发生,建议大家要顺应节气变化来调养,以确保健康。

十八、霜降养生

霜降不是表示"降霜",而是表示气温骤降,昼夜温差大。

霜降时节属于深秋季节,五行中属于金,五时中为秋,人体五脏中对应肺脏,根据中医的养生学原则,在四季五补的关系中,应以平补为总原则,选择进补饮食时应当依据食物的性味、归经。

秋季咳嗽易发,慢性支气管炎等呼吸系统疾病也容易复发或加重。此时可适当食用秋季适宜的蔬菜、干果、水果及相应菜肴,以养生防病。

梨:[性味归经]性凉,味甘、微酸,入肺经、胃经。[功效]清热,化痰,生津,润燥。

苹果:[性味归经]性凉,味甘。[功效]润肺,生津,止渴,消食。

橄榄:[性味归经]性平,味酸、甘。[功效]清肺,止渴,解毒,利咽。

白果:[性味归经]性平,味甘、苦、涩。入肺经、肾经。[功效]收敛肺气,定喘止咳,止带浊,缩小便。

洋葱:[性味归经]性温,味辛。入肺经。[功效]清热化痰,降糖、降脂。

芥菜:[性味归经]性温,味辛。入肺经、大肠经。[功效]豁痰宣肺,散寒温胃。

白果萝卜粥:白果6粒,白萝卜100g,白糖50g,糯米100g。首先洗净白果与糯米同煮,糯米开花后放入白糖,文火煮10分钟,白萝卜切丝于热水中焯熟拌入粥中即可。[功效]补肺固肾,平喘止咳。

十九、立冬养生

立冬,立冬意味着冬季的来临,意味着生气开始闭蓄,万物进入休养、收藏状态。中医认为，这一节气蛰虫伏藏，草木凋零，万物活动趋向沉静，天地阴气盛极，人体阳气潜藏，以养精蓄锐，为来年春季生发作准备。

虽然人类没有冬眠，我国民间却广泛流传着立冬进补的习俗。每逢立冬节气，人们无论生活在南方还是北方，都会采取各种各样的方式食用山珍野味以进补，他们认为如此才能低于深冬严寒的侵袭。那立冬日应该注意什么？应该如何调养身心？

《素问·四季调神大论》中指出："冬三月，此谓闭藏，水冰地坼，无扰乎阳，早卧晚起，必待日光，使志若伏若匿，若有私意，若已有得，去寒就温，无泄皮肤，使气亟夺，此冬气之应，养藏之道也。逆之则伤肾，春为痿厥，奉生者少。"这段经文对起居调养、饮食调养和精神调养的方法进行论述，并以自然界的变化为基础阐释了冬季养生之原则。冬时气候寒冷，生机潜伏，万木凋零，随着自然界的气候变化，人体的阳气也潜藏起来。因此，冬季要顺应大自然闭藏的规律来养生，以固护阳气为根本。在精神情志上要做到"……使志若伏若匿，若有私意，若已有得"，清静无为，无求若有，控制活动量，保持神志的安宁，含而不露，使阳气得以潜藏于内。

起居调养强调了"无扰乎阳，早卧晚起，必待日光"。在冬季气候寒冷，起居时间应遵循早睡晚起，不要违反规律，扰动阳气而破坏人体正常的生理机能。正如"冬时天地气闭，血气伏藏，人不可作劳汗出，发泄阳气"。此时应早睡晚起，日出而作，避免受风寒，保证睡眠，使阳气潜藏。衣着过薄、过少、室温过低也易引起感冒，耗伤阳气。反之，衣着过厚、过多、室温过高，会使腠理开泄而汗出，寒邪易于入侵，阳气不得潜藏。中医认为"寒为阴邪，常伤阳气"，人体的阳气好比太阳，温暖明亮，失去阳气则万物难以生存。人体若没有了阳气，将失去活力，折寿而不知。因此，立冬节气的起居调养应遵守"养藏"的原则。

立冬养生要遵循"秋冬养阴""无扰乎阳""虚者补之，寒者温之"的原则，随时间及环境变化而调节饮食。元代忽思慧所著《饮膳正要》曰："……冬气寒，宜食黍以热性治其寒。"也就是说，此时期应少食生冷、燥热，根据个人情况食用一些滋阴补阳的食物，比如鲫鱼、乌鸡、牛羊肉等，同时也要多吃蔬菜以补充维生素,如木耳、豆腐、青菜、萝卜等。需要注意的是,我国地域幅员辽阔,环境各异,生活方式各不相同,东南沿海与西北地区同属冬令,气候条件却迥然有别。西北地区冬季天寒地坼,宜选用大温大热的食物进补,如狗肉、羊肉、牛肉等;而长江以南地区入冬后较西北地区气候温和,应以甘温清补的食物进补,如鱼、鸭、鸡等;高原山区因入冬后气候偏燥,雨量较少,应选择果蔬、冰糖等甘润生津的食物进补。此外,由于人有男女老幼,体质有寒热虚实,食物有谷菜果肉,养生也应因人而异,根据人体生长规律及中医的养生原则,少年重在养,中年重在调,老年重在保,耄耋重在延。因此应根据实际情况针对性选择大补、小补、温补、清补的"冬令进补"方式,不能盲目"进补"。

二十、小雪养生

小雪是反映降水与气温的节气,小雪前后天气常晦暗阴冷,人们的情绪也会受到天气影响,阳气不足的人尤其是抑郁症患者,病情更容易加重,因此在光照少的季节抑郁症患者学会如何调养身心是非常关键的。

《素问·上古天真论》曰:"虚邪贼风,避之有时,恬淡虚无,真气从之,精神内守,病安从来?"又《素问·生气通天论》云:"清静则肉腠闭拒,虽有大风苛毒,弗之能害。"古人从内外两个方面来论述养生,对外要避邪气,顺应自然变化规律;对内要宁心静神,谨守虚无,即"静者寿,躁者夭",情志畅达,清净思想,保持形神合一的状态,使精神内守而不散。

现代研究发现,季节变化可直接影响抑郁症患者的症状,这是由于抑郁症相关的神经递质 5-羟色胺随季节变化而波动。春夏季节 5-羟色胺分泌达到峰值,秋冬季节分泌减少,日照时间缩短会引起抑郁症患者脑内 5-羟色胺减少,随之出现悲观、厌世、烦躁、失眠等症状。

中西医学皆认为,抑郁症患者应该变被动为主动,避免冬季加重症状,可采用管子的愉悦调神之法:"凡人之生也,必以其欢,忧则失纪,怒则失端,忧悲喜怒,道乃无处。"生活中注意调节心态,节制喜怒,保持乐观,经常参加一些集体活动,增强体质,多晒太阳,多听音乐,为生活增添乐趣。清代医家吴尚曾言:"七情之病,看花解闷,听曲消愁,有胜于服药者也。"除此之外的饮食调养也不容忽视,医学大家孙思邈在《备急千金要方·食治》中说:"是故食能排邪而安脏腑,悦神爽志,以资血气。"

二十一、大雪养生

大雪,标志着仲冬时节正式开始。

从中医的角度来看,大雪时节是"进补"的最好时机。很多人对进补的理解过于狭义,认为进补只是吃点高营养食品及补气血的药物,实际上这只是进补法中的一个方面,真正的进补应因时因地因人而宜。养生中的"养",就是保养、护养、调养、补养、培养;所谓的"生",就是生长、生存、生命之意。具体而言就是为达到强身健体、益寿延年的目的,要采取养精神、练形体、慎房事、适温寒、调饮食等综合的养生方法。运用过程中应注意以下两点。

养宜适度:不可太过或不及,应恰到好处。若过分谨小慎微,担忧无措,也会引起调养失度。若稍有劳作则担忧伤神耗气,稍有气温变化便害怕受风寒闭门不出,饮食唯恐肥甘厚腻阻碍脾胃而少餐节食,如此状态都是由于过分在意而养之太过,不但对健康有损,更无法"尽终天年",应当心安而不惧。

养勿过偏:调养应适度适中。很多人把养生等同于"补",于是强调饮食营养,食必进补;还应用补益药物辅助养生;起居安逸,静养惟一。食补、药补、静养虽然都属于养生范畴,但食补、药补或静养太过反而会有害于身体健康。例如,食补太过而人体无法吸收,则会引起营养过剩;药补太过则肝肾受损,使机体新陈代谢失调;静养偏颇,只逸不劳,则会引起气虚乏力。

因此,调养摄生应采取形神供养、动静结合、补泻相宜、劳逸结合的方法,以求"与羡门比寿,王乔争年"。

二十二、冬至养生

冬至,是北半球各地白昼最短、黑夜最长的一天。时至冬至,标志着即将进入寒冷时节,民间由此开始"数九"计算寒天。

冬至一阳生,阴盛至极,稚阳初发。养生的重点应放在中老年人身上。《灵枢·天年》云:"人生……三十岁,五脏大定,肌肉坚固,血脉盛满,故好步;四十岁,五脏六腑十二经脉,皆大盛以平定,腠理始疏,荣华颓落,发颇斑白,平盛不摇,故好坐;五十岁,肝气始衰,肝叶始薄,胆汁始减,目始不明。"此篇概括出中年人的生理及心理特点,并提出三十岁到五十岁是人生命历程的转折点,自此身体机能由盛转衰。虽然如此并不足为惧,《景岳全书·中兴论》曰:"故人于中年左右,当大为修理一番,则再振根基,尚余强半。"人到中年,若能运用养生之道,调理得当,可以防止早衰而保证精力的旺盛,延年益寿。

冬至养生调摄应关注以下几点。

精神摄养:知足谦和,老而不怠。保持"谦和辞让,敬人持己""知足不辱,知止不殆"的心态,即处世应宽宏豁达,和善谦让,生活知足,减少嗜欲,做到热爱生活,保持自信。宋代医家陈直在《寿亲养老新书》中载诗一首:"自身有病自身知,身病还将心自医,心境静时身亦静,心生还是病生时。"诗中告诫,调畅情志,心态宁静,身病自除。

饮食调养:审慎调食。饮食应多样化,谷、肉、蔬、果合理搭配。饮食还应清淡,老年人脾胃虚弱,不宜吃过咸和肥腻的食物。现代营养学也建议,老年人应遵循"三多三少"的饮食原则,即维生素、纤维素、蛋白质多;盐、糖、脂肪类少。食物需熟软温热,老年人阳气日衰,而脾喜温恶寒,因此饮食物应温热。老年人由于齿松脱落,难以咀嚼,因此饮食物应熟软。为方便老年人脾胃运化,饮食宜少量慢食。"尊年之人,不可顿饱,但频频与食,谷气长存",建议年老之人应少食多餐,在保障营养供应的前提下避免损伤脾胃。

顺时奉养:顺四时而适寒暑。提示老年人应"依四时摄养之方,顺五行休王之气,恭怡奉亲,慎无懈怠",即四时、五行、天地、万物均会影响人的生命活动,若要达到自身平衡,首要的是顺应四时之变化,自然之规律,理解"人最善者,莫若常欲乐生"。如此方可老当益壮,延年益寿。

起居护养：起居有常，不妄作劳。"起居有常，养其神也，不妄劳作，养其精也"，年老之应合理安排作息起居，静心以保养神气，身动以养其肾精，劳逸结合。尽量做到"行不疾步、耳不极听、目不极视、坐不至久、卧不极疲。"

药物相助：固先天之本，护后天之气。值得一提的是，过去皇家御膳"冬至"日的首选菜肴为羊肉炖萝卜。年老之人机体各项功能衰退，除饮食、起居、精神等方面常规调养外，适当服用药物调养也可以改善生活质量。养生药物的选择应以固先天之本（即固肾气），护后天之气（即护脾气）为原则。先天肾气充盛，人体新陈代谢能力增强，衰老的速度则会减缓；后天脾胃之气充盛，气血生化有源，脾胃能够供给机体充足的生命活动所需的营养物质。因此，老年人药物调摄应以固护肾、脾为主。应遵循以下用药原则：辨证论治，调整阴阳；注重脾肾，兼顾五脏；药宜平和，药量宜小；药食并举，因势利导；多补少泻。如此调摄才能补偏救弊，以达防病延年的目的。

二十三、小寒养生

小寒是天气开始寒冷的意思。据说早年每逢小寒，黄河流域生活的农家便用"九九消寒图"熬冬盼春，到如今形成了另一番习俗，全国百姓通过各种药膳火锅壮热消寒。因此很多人反而忽略了合理饮食问题，尤其是青年人，气盛体强，自恃消化功能强盛而寒热不忌，暴饮暴食，最终引起健康问题。

唐朝的名医孙思邈提出："安生之本，必资于食……不知食宜者，不足以生存也， ……故食能排邪而安脏腑。"说明饮食会影响人体。小寒节气虽已数九寒天，人们大补特补无可非议，但进补当中不可无章无法，应本着"因人施膳"的原则，了解饮食宜忌的含义，元代《饮食须知》强调："饮食藉以养生，而不知物性有相反相忌，丛然杂进，轻则五内不和，重则立兴祸患。"因此，进补选择食物时应注意不被"五味之所伤"，根据自身的寒热虚实及身体状况选择恰当的调补方式及方案。

关于进补,自古便有"三九补一冬,来年无病痛"的说法。经过了春、夏、秋三季度的消耗,人体脏腑的气血偏虚,急需冬季进行合理进补,以补充身体所需的气血津液,提高抵抗力,正气充足则能抵御严寒,来年少生疾病,达到事半功倍的养生效果。冬季进补应以温补为宜,药补与食补二者相结合。

黄芪、人参、冬虫夏草、阿胶、当归、何首乌、枸杞等为常用的补药;食补要结合食物的性味,并根据人体阴阳气血的盛衰偏颇,选择鸡肉、猪肉、羊肉、鸭肉、海虾、鳝鱼、甲鱼、鲅鱼等;其他的食物还有芝麻、山药、核桃仁、龙眼肉、大枣、栗子、百合、莲子等。

二十四、大寒养生

大寒是二十四节气之终。天气寒冷到极致便是大寒。《灵枢·本神》曰:"智者之养生也,必顺四时而适寒暑,和喜怒而安居处,节阴阳而调刚柔,如是则辟邪不至,长生久视。"《吕氏春秋·尽数》提道:"天生阴阳寒暑燥湿,四时之化,万物之变,莫不为利,莫不为害。圣人察阴阳之宜,辨万物之利,以便生,故精神安乎形,而年寿得长焉。"因此说顺应自然规律并非被动的适应,而是要掌握自然界变化的规律以提前防御外邪侵袭,以积极主动的态度顺应规律。古有"大寒大寒,防风御寒,早喝人参黄芪酒,晚服杞菊地黄丸"。这是古代劳动人民立足天人、仰观俯察的生活智慧。

第四节　饮膳养生

中国人口众多,幅员辽阔,各地的饮食习惯差异较大,例如北方人喜欢吃面食,而南方人喜欢吃大米。气候、温度、地理环境等的差异也会直接影响人们的饮食口味,例如夏季天气炎热,人们则追求清淡凉爽,烹饪方式主要为拼盘或凉拌;冬季气候寒冷,人们追求滋味醇香,热衷于味道浓厚,烹饪方式主要为蒸、煮、焖、炖等。四方人民在口味上还有"南甜、北咸、东酸、西辣"之分,主要有粤闽、淮扬、齐鲁、巴蜀四大风味。

影响中华饮食文化"天人合一"的本意是指广大自然界的变化规律与人体的变化规律相统一、相影响而言的。关于天人关系,《周易》说:"夫大人者,与天地合其德,与日月合其明,与四时合其序,与鬼神合其吉凶,先天而天弗违,后天而奉天时。"意思是说凡登上了高位的聪明人,他的思想行为应该与天地好生之德相一致,他的明察能力应像日月普照大地一样光明正大;他的生活节奏应像春夏秋冬四季循环不息那样有秩序,他的待人赏罚应与神善鬼恶一样分明,他可以预见天时之变,而奉天行事。《周易·系辞》又说:"易与天地准……范围天地之化而不过,曲成万物而不遗。"这是说"易"所讲的"道"是以天地的客观规律为准则的,所以能按天地之道利用万物而不过分,乐天知命而无忧愁,安于居处而能仁爱。因此,能驾驭天地之变化而不过度,巧妙地造就万物而无遗漏,从而达到人类自己的目的。《易》还认为人与天地之间应该是相互协调的,既要顺应自然而不破坏自然,又要能动地改造自然不消极被动地屈服于自然,以符合人类自己的要求。显然,这种"天人协调论"要比庄子单纯地因任自然的"顺天说"更容易被人接受,也比荀子一味地制服自然的"制天说"更为合理。这种"人与天地相应"的观点深刻地影响着中医学理论,中医学认为人体内的一切变化都与天地自然界的变化秩序息息相关。

古人常讲:药补不如食补,食物是最好的药物。我国传统的食疗养生法通过调整饮食结构,就能达到祛除疾病、保养身体的效果。食疗养生是根据疾病、人群、体质、年龄等的不同,在不同的天地时空环境下,根据中医独特的辨证论治和整体观念及饮食的四气五味归经,选择具有保健或治疗作用的药膳、五谷、果蔬、饮品等,做成既美味又养生的佳肴以改善体质、祛病延年、保健养生。

一、饮膳简史

中国具有悠久的饮食文化历史,在文化发展的过程中饮食一直是其原动力之一,很早就树立了"民以食为天""礼乐文化始于食"的观念。

(一)商周时期

《诗经》为我国最早的诗歌集,成书于商周时期,其中很多内容反映了当时人们的饮食文化和习俗。《周礼》是周公所著的礼制全书,全面描述了周朝初期的官制制度。书中出现了众多饮食名称,如"六膳""六饮""六食""八珍""百酱""百馐"等。其后的《礼记》在其《内则》《礼运》及《月令》中又记录了许多当时黄河中下游地区的饮食文化情况,中国最早的"八珍"等周朝风味小吃便记录其中。

与黄河中下游地区饮食文化相对应,人们也开始研究和记录长江中下游的饮食文化,如屈原及其弟子的作品总集——《楚辞》中,就有许多作品是歌颂当时楚国的酒与食品,特别是宋玉的《招魂》中提到许多食品和饮料名称,被誉为中国最古的菜谱。战国末期的《吕氏春秋·本味》中,记叙了商汤伊尹的故事及其对汤的烹饪要诀:"凡味之本,水最为始。五味三材,九沸九变,火为之纪。时疾时徐,灭腥去臊除膻,必以其胜,无失其理。调和之事,必以甘酸苦辛咸,先后多少,其齐甚微,皆有自起。鼎中之变,精妙微纤,口弗能言,志不能喻,若射御之微,阴阳之化,四时之数。"该理论成为中国几千年来烹调饮食的重要理论依据。

(二)秦汉时期

秦汉时期,中国统一,促进了各民族及各地区的饮食文化交流,饮食文化的研究与促进也登上了一个新台阶,食疗理论的发展在追求长生久视等道术的流行下得到进一步的发展。中华民族大地一片欣欣向荣之势,与外域的交流日渐频繁,引进了非常多的食物品种。张骞出使西域后,胡桃、葡萄、石榴等水果通过丝绸之路引进我国,此外丝绸之路还带来了大蒜、芹菜、黄瓜、扁豆等蔬菜,极大地丰富了我国的饮食文化。

豆腐被誉为"中国第五大发明",也是秦汉时期开始出现的。据《本草纲目》记载,豆腐为淮南王刘安首创。我们如今常用的调味料酱油、醋、豉等也是这个时期出现的,东汉时期豆豉已经开始大量地生产,食醋也是汉代最早开始制作的,当时称为"酢"。酱油在东汉时期被称作清酱。

秦汉时期的许多诗词歌赋中都有饮食的大量记叙,例如:枚乘的《七发》、扬雄的《蜀都赋》、司马相如的《上林赋》等。在王褒的《僮约》、史游的《急就篇》及一些字典(扬雄的《方言》、许慎的《说文解字》、刘熙的《释名》)中也提及了当时的饮食文化内容。其中王褒的《僮约》中有"烹茶""买茶"的记述。还出现了食疗概念的雏形,例如《山海经》《黄帝内经》和《神农本草经》等书中有食疗研究内容,奠定了食疗理论的基础。

《素问·四气调神大论》中提出,医学的目的是"不治已病,而治未病";《素问·生气通天论》中提出要维持健康,保持长寿就必须调和五味;《素问·汤液醪醴论》中提到酒在治疗疾病中的效用;《素问·脏气法时论》中论述了饮食和养生的关系,提出"毒药攻邪,五谷为养,五果为助,五畜为益,五菜为充,气味合而服之,以补精益气"的养生理论,成为后来的中医"三分治疗七分养"的理论依据。此外,《黄帝内经》还提供了孕妇胃脘闷胀、妇女血枯、颜面神经障碍、消渴病人口感不适等病的若干具体治疗方剂。

《山海经》中记录了许多有价值的食疗、食忌内容,仅食疗物品的记载就达百条。例如:《西山经》记录"沙棠"有收敛作用,以止泻,"爰有嘉果……食之不劳";《南山经》记录(鲑)"食之无肿疾"。

成书于秦汉时期的《神农本草经》为我国最早的药学专著,书中共收录了356种药物。人参、黄芪、鹿茸、石龙子、杜仲、狗鞭、灵芝等现在常用的滋补药便收录其中。

(三)魏晋南北朝时期

魏晋时期,饮食文化日渐繁荣,涌现出一批食品的烹调制作和食疗方面的著作。饮食烹调相关的书籍主要有六家:《马琬食经》《食经》《崔氏食经》《食馔次第法》《会稽郡造海味法》《四时御食经》,以上书籍均已佚,作者无考。食品制造相关的著述有:《食图》《酒并饮食方》《白酒方》《杂酒食要方》《北方生酱法》《家政方》《馐及铛蟹方》等,均已亡佚。食疗相关的著述有:《黄帝杂饮食忌》《太官食法》《膳馐养疗》《老子禁食经》《神仙服食神秘方》等,亦亡佚。

（四）隋唐宋时期

隋唐时期,国家统一,封建王朝进入顶峰时期,国家的强盛进一步加强了同外界的文化交流,人们开始研究娱乐、饮食、医疗保健等方面内容。随着国家富裕、民族强盛及社会稳定,盛唐和两宋时期出现饮食文化研究高潮,人民安居乐业,追求美食口感,不断涌现饮食研究的著作。现存的食物加工及烹饪相关书籍主要有《膳夫经手录》和《韦巨源食谱》。还出现了孙思邈的《备急千金要方》《千金翼方》、陈藏器的《本草拾遗》、昝殷的《食医心鉴》、孟诜的《食疗本草》等食疗保健著作。其中《食疗本草》和《千金翼方》较有影响。

宋代食疗相关的书籍主要有陈直的《养老奉亲书》、官撰的《圣济总录》、王怀隐的《太平圣惠方》。其中《圣济总录》对后世影响最大。

《圣济总录》成书于北宋末期,共二百卷。该书对历代文献和民间流传的治病方法进行整理。书中卷一百八十八至卷一百九十中介绍了113种药粥谱,例如:"商陆粥""苁蓉羊肾粥""生姜粥""苦楝根粥""补虚正气粥"等。

（五）元明清时期

元明清时期,我国出现大一统局面,加之封建王朝思想的统治,许多文人为逃避高压的思想统治,乐于从事饮食相关研究,因此饮食相关著作层出不穷,空前高涨,饮食文化发展成熟。

烹调与食品加工相关的著述有:韩奕的《易牙遗意》《居家必用事类全集》、钱椿年的《制茶新谱》、袁枚的《随园食单》、宋诩的《宋氏养生部》、曾懿的《中馈录》、许次纾的《茶疏》、汪日桢的《湖雅》等。其中最有名的要数《随园食单》和《居家必用事类全集》。

清代袁枚所撰《随园食单》为烹饪著作,该书开篇列出30项"须知单",后文中记录了300多种点心和饭菜的烹饪方法。其中大多数美食产于江苏、浙江两省,另外也介绍了广东、山东、北京的饮食。此外,也出现研究地方饮食的著作,如清代研究扬州菜的童岳荐所著《调鼎集》,元代研究无锡地区饮食的倪瓒所著《云林堂饮食制度集》。并且还出现了王磐的《野菜谱》、朱橚的《救荒本草》等闻名于世的以救荒为目的的野菜谱。

元明清时期记述食疗养生的书籍有李时珍的《本草纲目》、忽思慧的《饮膳正要》、高濂的《尊生八笺》、贾铭的《饮食须知》、曹廷栋的《老老恒言》、姚可成的《食物本草》以及王士雄的《随息居饮食谱》，清代黄云鹄的著作《广粥谱》和《粥谱》专门研究了药粥。其中《食物本草》《粥谱》和《饮膳正要》最为著名。

元太医忽思慧编撰的《饮膳正要》简单说明了 230 余种食材的食用与药用情况，书中还介绍了一些少数民族食物以及 200 多种宫廷菜肴。但其中的许多食疗法是引用孙思邈等人的。

清初姚可成作《食物本草》，为食疗养生书，因托名李东垣（即李杲）所撰，故又叫名为《李东垣食物本草》。全书分为十六部，草、木、火、土、金、水、谷、菜、果、兽、禽、介、鳞、蛇、虫、味、玉石等，详细描述了饮食调理方法事宜及虫治方论。收辑食饵、补食、调理诸方面的文献资料，记录了大量治病祛疾、可供食用、救荒的野草、野菜。

清末黄云鹄所撰的《粥谱》一书中除收录李时珍《本草纲目》和高濂的《尊生八笺》中的粥谱外，还收录了"米麦粥""红油菜粥""长寿果粥""染绛菜粥""巢菜粥"等湖北、四川两省的，粥谱共计 247 种，是现存药粥谱收集数量最多的一部。

（六）中华民国时期

中华民国时期，战乱不休，社会动荡，饮食文化进入"荒漠"时代，有关饮食的著作仅有廖廖数本，《素食说略》为其中之一。薛宝辰所撰的《素食说略》对清末流行的 170 多种素食制作方法进行介绍，但书中只介绍了陕西以及北京两地的日常素食。

（七）中华人民共和国成立以来

1949—1978 年，为新中国成立后到改革开放以前，极少有人研究饮食文化。根据不完全统计，1979 年以前饮食文化研究相关的著作不超过 10 部。而改革开放四十多年来中国人饮食习惯和饮食结构发生了天翻地覆的变化。回顾 40 年的饮食文化，我们惊讶地发现，人们从难以解决温饱问题,逐渐发展到追求绿色健康的饮食。饮食文化的发展展现出中国特色社会主义、民族复兴伟大事业的非凡历程。

改革开放以前,很长一段时间人们的衣食住行都离不开计划经济的票证,居民们购买粮油,都到专门定点门市部购买,并需要使用粮油供应证。由于物资、食品相对缺乏,仅有几天时间供应,每逢年关或节假日,街道上到处看得到排着购物的长队。20世纪50年代,因为生产力相对低下,人们只能勉强解决温饱问题,这一时期大锅饭、粮票最为典型。20世纪60年代,物资相对匮乏,大白菜、土豆和萝卜一度成为餐桌上的主菜,粗粮高粱代替了精粮。家家户户都在腌制咸菜,只有逢年过节才会放开,包顿饺子。20世纪70年代以前,家家户户餐桌上的菜式都是相似的。

改革开放以后,飞速发展的经济使人们的生活水平也大步前进,人们从解决温饱逐渐转为追求更美味、更有营养、更健康的饮食方式。

20世纪80年代,中国人的餐桌上逐渐呈现丰盛,一点一点从温饱走向小康。西红柿、木耳、荷兰豆、丝瓜、蘑菇成为主流,菜品越来越丰富。城市居民的菜篮子中,不仅有应季蔬菜,一年四季的蔬菜水果都可以买到。

20世纪90年代可被称为饕餮时代,鲍鱼、海参、甲鱼、鱼翅开始纷纷出现在富裕起来的中国人面前。中国引进了西餐、法餐、日本料理、意大利比萨、韩国烧烤等多国风味饮食,从此国人不出国门就能吃遍世界。无论走在何方,各种档次及风味的餐厅大街小巷随处可见。老百姓的肚子饱了,生活水平提高了,餐桌上大鱼大肉顿顿必备,人们也渐渐患上了高脂血症、脂肪肝等被称为富贵病的“现代慢性疾病”。

21世纪,饮食注重吃出健康与文化。人们开始对“水果蔬菜”重新重视。伴随人体健康的警钟越敲越响,人们更加注重饮食的健康与营养,“大鱼大肉”现已逐渐退出餐桌,大家开始追求绿色健康食品。

如今,自己制作美味营养的三餐不仅提供日常所需的能量和三大营养素的补给,更是一种体验生活、放松身心的方式。人们在追求“美味”的同时,也更加注重饮食本身的意义和内涵所传递的古老的生活态度与理念,生活中融合了“民以食为天”的内涵。

此外,中国美食也在各国遍地开花。外国人在本国享受中国的美食,开始思考对中国传统饮食文化的态度。中国人积极地向外界传播中华饮食文化,真正做到与时俱进,共创世界命运共同体。

二、谨和五味

五味,是指"酸、苦、甘、辛、咸"五种不同的味道。

中医认为,脾胃为后天之本,饮食不和影响脾胃会导致五脏功能失调,《素问·生气通天论》"因而饱食,筋脉横解,肠澼为痔""味过于酸,肝气以津,脾气乃绝;味过于咸,大骨气劳,短肌,心气抑;味过于甘,心气喘满,色黑,肾气不衡;味过于苦,脾气不濡,胃气乃厚;味过于辛,筋脉沮弛,精神乃央。是故谨和五味,骨正筋柔,气血以流,腠理以密,如是则骨气以精,谨道如法,长有天命。"五味入五脏,若味太过,则伤其所克之脏。因此,应"谨和五味",即谨慎地调和五味,安养五脏,则可"长有天命"。

中国传统饮食讲究阴阳五行平衡,提出了"五谷宜为养,失豆则不良;五畜适为益,过则害非浅;五菜常为充,新鲜绿黄红;五果当为助,力求少而数"的膳食原则。以白话文来讲就是:保持食物的多样性,以五谷碳水类为主食;每天要吃豆制品和鱼、禽、肉、蛋、奶等蛋白质,但要适量;还要多吃蔬菜水果。

三、寒热适中

中华民族的饮食习惯历经几千年的历史,整个发展过程说明我国的饮食习惯是以米面主食为基础,力求荤素搭配的全面膳食。全面膳食要求在饮食内容上长期做到多样化,以做到肉蛋奶蔬菜瓜果、米面主食和衍生副食、早中晚的正餐和零食之间的合理搭配。主张不偏食,不过量,且不可一味追求鸡鸭鱼肉、美酒名茶、山珍海味,过分清苦或大吃大喝的做法皆不可取。李时珍讲:"饮食者,人之命脉也。"这是告诉我们了解食物的性味功效及作用,才能延年益寿。

古代医家在生活实践中把食物的性味功效归纳为温热类、平性类、寒凉类三大类。其中统计常见的三百多种食物，发现平性食物最多，温热性、寒凉性食物次之。

寒凉性食物具有清热、泻火、凉血、解毒、滋阴的作用，寒凉性食物有甜瓜、西瓜、冬瓜、黄瓜、香蕉、苦瓜、枇杷、苹果、梨、柿子、桑葚、番茄、白萝卜、茭白、海带、海藻、马齿苋、山慈菇、蕨菜、芹菜、竹笋、淡豆豉、螃蟹等。

温热性食物具有温阳、通络、散寒、活血、助阳的作用，其中热性食物有花椒、辣椒、鳟鱼、芥子等，温性食物有荔枝、樱桃、杏、龙眼、栗子、大枣、南瓜、胡桃仁、羊肉、鸡肉、火腿、鹿肉、鹅蛋、大蒜、葱、姜、淡菜、小茴香、韭菜、虾等。

平性食物有牛肉、黄鱼、鲤鱼、鸡蛋、鹌鹑蛋、李子、无花果、白果、葡萄、莲子、百合、扁豆、黄豆、黑豆、赤豆、榛子、花生、黑木耳、银耳、黑芝麻、黄花菜、芋头、土豆、豇豆、圆白菜、白菜、胡萝卜、大头菜、蜂蜜等。

《灵枢·师传》："食饮者，热无灼灼，寒无沧沧。寒温中适，故气将持，乃不致邪僻也。""热无灼灼"，就是要求人们不要喝很烫的水，这一般人都能做到，因为喝太烫的水容易烫伤自己。从医学的角度来讲，常喝温度过高的汤类和沸水不利于食道健康，易引起消化道细胞变性或人体基因突变，从而诱发食道癌等恶性疾病。现代医学也证实，人们长期吃温度过高的食物，会损伤口腔、食道及胃黏膜，引起食管炎、食道癌、萎缩性胃炎、慢性口腔黏膜炎症、口腔黏膜白斑等病症。时间长了，甚至会发生癌变。"寒无沧沧"，就是要求人们不要喝很凉很冰的水，这在夏天容易被人忽视。夏季炎热，运动或长时间讲话后，立即饮用冰凉的茶饮，轻则会出现声哑失音，重则会导致声带息肉、胃肠道疾病等难治之症。如果人们吃得过于寒凉，消化道内的温度下降，胃肠道血管迅速痉挛收缩，血流减少，影响人体消化、吸收饮食。尤其是儿童，脏腑娇嫩，如果过食寒凉及生冷的瓜果食物，会损伤小儿的脾阳，还可影响脾胃功能，引发腹泻、消化不良、抵抗力差、面黄肌瘦等病症，胃肠受到寒凉刺激日久，则会影响其功能，易诱发腹痛、腹泻、胃痛、营养不良等。

《韩非子·五蠹》:"民食果蓏蚌蛤,腥臊恶臭而伤害腹胃,民多疾病。有圣人作,钻燧取火,以化腥臊,而民说之……号之曰燧人氏……"这是有关熟食热食最早的记载,上古之人发现,生冷的海鲜、瓜果直接食用易引起胃肠疾病,燧人氏教会人们用火加热食物,可以防止以上问题的出现,这一方法为最早通过调整饮食防病。因此,人们在日常生活中最好饮用温水,水温在 20~45℃之间最佳。

在疾病后期,医者仍需指导患者促进康复且防止复发的饮食起居方式,如《素问·痹论》提道:"荣者,水谷之精气也……卫者,水谷之悍气也……逆其气则病,从其气则愈,不与风寒湿气合,故不为痹。"指出了痹症后应调饮食以护营卫,扶助正气,并避免复感风寒湿邪,从而防止痹证复发。纵观名家医案医话,无不重视疾病后期诊断与治疗,或调和阴阳,或补益虚损,或健脾和胃,才能真正痊愈。

四、四季食养

人与天地相参。大自然是人赖以生存的家园,并提供给人类多种多样的生存必需条件,人与自然息息相关,两者的关系既相互对立又统一不可分割。因此,食疗的药膳应适应自然界四季气候变化规律,遵循自然界法则,春、夏季节保养阳气,秋、冬季节固护阴液,如此才能发挥良好的养生作用。

春季养肝健脾。

宜用药物:麦芽、山药、党参、白芍、米仁等。

宜用食物:鸡、兔、鱼、黄花菜、木耳。

夏季保护脾胃心脏。

宜用药物:菊花、燕窝、石斛、绞股蓝、五味子等。

宜用食物:鸡、鱼、冬瓜、荷叶、西瓜等。

秋季滋阴润肺。

宜用药物:麦冬、石斛、桑叶、百合、玉竹、芦根等。

宜用食物：甲鱼、老鸭、芹菜、莲藕、白果、梨、银耳等。

冬季滋补肝肾。

宜用药物：杜仲、西洋参、虫草、当归、太子参、熟地等。

宜用食物：核桃、黑芝麻、羊肉、鱼、禽类等。

五、茶饮养生

在佛教影响下，饮茶之风自我国唐朝开始盛行，此时期涌现出大量与茶相关的典籍和专家，出现了茶文化热。其中最为有名的要属"茶圣"陆羽所著《茶经》。《茶经》为现存最早的茶书，全书共三卷，分为十章，可称之为万世茶道之经典，书中共涉及十个方面："源""器""具""造""事""煮""出""饮""略""图"等。另外，苏廙的《十六汤品》和张又新的《煎茶水记》均对煎茶的水源、水的冷热程度进行了专门研究。《膳夫经手录》一书还概述了各地的名茶和饮茶的历史。

时至宋朝，我国的饮茶之风更为普遍，上至帝王贵胄，下至平民百姓，无不精于茶道，茶已成为社会各阶层的共有雅趣，宋朝茶道相关的书籍有熊蕃的《宣和北苑贡茶录》、蔡襄的《茶录》、赵汝砺的《北苑别录》，宋徽宗赵佶也著有《大观茶论》一书。

古往今来，中国"茶"都被赋予质简恬淡、内敛宁静的理念，可实际上最早人们利用茶，是把茶当作药来使用的。在《本草拾遗》一书中有云："诸药为各病之药，茶为万病之药。"在中医药治病防病史上，茶的药性轻灵，服用方便，备受历代名医所推崇。喝茶养生是流传了几千年的中国传统文化。近年来，有关茶叶可保护心血管、抗衰老等方面的研究越来越多。

六、食养优势

与药物疗法相比，食物疗法有很大的不同。"有病治病，无病强身"是食物治病最显著的特点之一，另外对于人体，食物疗法基本无毒副作用。对于某些疾病的治疗或辅助治疗，可以利用食物的性味偏颇来调养，从而有针对性地调整机体的阴阳,使阴阳趋于平衡,如此方能有助于身心康复和疾病治疗。但食物毕竟不是药物,食物含有的各种营养物质都是人体必需的,主要用于弥补不断消耗的阴阳气血。因此,即便辨证不够准确,饮食也不会带给人体太大的伤害。正如名医张锡纯在《医学衷中参西录》关于食疗的描述:"食疗病人服之,不但疗病,并可充饥,不但充饥,更可适口,用之对症,病自渐愈,即不对症,亦无他患。"食疗法的适用范围广泛,针对的主要是亚健康人群,其次是患者人群,食疗作为药物等治疗措施的辅助手段,也伴随着日常饮食生活被大多数人所接受。

药物疗法采用的药物性质猛烈,主要为治疗疾病而设,因此药物疗法主要针对患者,适应范围较局限,为疾病治疗的重要手段。若随意施药,用泻药治疗虚证,用补药治疗实证,或用温药治疗热证,用寒药治疗寒证,不仅得不到治疗疾病的效果,反而会加重病情,使病情恶化。因此药物的使用必须十分审慎。

食物疗法不仅能给人感官上、精神上的享受,享受食物美味的过程中,不知不觉防病治病,达到保健养生、疾病防治的目的。这种自然疗法不像药物那样使人厌服,人们更容易接受长期运用,适宜慢性疾病的调理治疗。

药食同源,故食疗养生方面的著述非常丰富:孙思邈的《千金翼方》和《备急千金要方》、昝殷的《食医心鉴》、陈藏器的《本草拾遗》、孟诜的《食疗本草》。其中比较有影响的是《千金翼方》和《食疗本草》。

孙思邈所作《千金翼方》卷十二、十四、十五中论述了食疗养生的理论,并介绍了用羊头、羊肝、生姜、葱白、白蜜等食物制作的17种药膳。且提出:"药治不如食治""以脏补脏"等食疗原则,对后世的饮食养生疗法产生了巨大的影响。并且卷十二的"养老食疗""养老大例"开创了老年人食疗的先河。

唐开元年间,张鼎在其师孟诜的《补养方》基础上,增补89条而成《食疗本草》。全书共收录260种食品,分为三卷,书中尤为注重菌类植物、水草、动物脏器的药效,还对各地的食品进行了比较。该书被后人视为食疗典籍,甚至有人认为沈李龙的《食物本草会纂》、忽思慧的《饮膳正要》等书也只是《食疗本草》的修订本。唐朝时期,饮食文化的研究中出现了两种新趋势:其一,开始总结前代成果。如《艺文类聚》,由欧阳询等人奉敕撰写,书中总结了唐以前的饮食文化。其中"文""礼""百谷""果""介""鳞""兽""鸟"等部均涉及饮食相关内容。"食物"部的饼、食、肉、酢、脯酱、醋苏、酒、米等项中,也有对前代的总结性研究。

此外,食疗用品不像药物,在剂量、剂型上没有严格的规定,可随意更换,根据人们的口味习惯,厨师可采用不同的烹调加工方式,以使食物味美色艳,寓保健治疗于美味和营养之中。当然,由于药物疗法和食物疗法各有所长,二者在防病治病的过程中均不可或缺,我们应利用各自的长处,用于疾病的不同时期或不同的疾病,药物疗法与食物疗法相互协同,相互配合,相得益彰。

七、食养特点

东方膳食结构在一些国人热衷于西化饮食的同时,越来越为外国人所瞩目,相关研究越来越多。

传统膳食结构非常合理,但我国人民的饮食却越来越西方化。1997年到2002年之间,十大类食物的消费中,粮食和豆类的购买量分别下降了12.6%和6.8%,蛋类、禽类、肉类和植物油类都上升了20%以上,糖类增长了42.1%。这种局面的出现跟快递外卖的流行、预制菜半加工泛滥、口味重油重盐以及甜食上瘾等问题有关,快餐外卖大多是烘焙油炸加工的食品,肉类非常多,这种"吃蛋白质才有营养"的导向是造成饮食结构失衡的原因之一。

中国膳食结构有四大优势。第一,主食比重大,传统膳食注重谷物的营养健康作用。第二,新鲜蔬菜的食用量大。传统膳食源于广泛的新鲜蔬菜,"食不可无绿"成为中华饮食的文化。中国居民平均每个人会食用大约250g新鲜蔬菜,法国120g,美国102~103g,荷兰大约100g,英国是83g,德国只有80g。第三,强调"可一日无肉,不可一日无豆""豆腐萝卜保平安"

的清淡膳食原则。第四,传统膳食以低温烹饪的方法为主,比如米饭、面条、粥、馒头、饺子等都在水浴加热环境中,比烘烤油炸的250℃温度要低得多,爆炒也是短时间完成,有益于保持蔬菜的营养成分不受损失,减少了油脂的氧化,防止致癌物的产生。

　　未来的发展趋势中传统饮食文化可以概括为六个字:速、朴、养、清、奇、乐。

　　"速"指反向丰富的、强调简化的速食倾向。这种"简速",不同于过去节俭朴素的价值取向,而是以效率为出发点,尽量考虑到口味和营养。推动饮食文化向易于制作、易于保存、易于食用的半预制餐食发展,是社会当前局势的表现之一;"朴"指返璞归真,人们的饮食对于天然、健康的方向要求颇为一致。在世界各地,追求绿色天然无污染的食品已经成为一种时尚的代表。"养"指营养均衡,活得健康长寿成为现代人的美好愿望,营养的高低和功效保健作用,是衡量食物均衡的主要标志。"清"指清淡饮食,低盐、低油、低热量的健康需求,大多数人更加注重,现在的人不需要"大鱼大肉",而且不再"重油、重盐、重味",强调"本色、原味、清淡",每天使用过多食盐是导致高血压的重要原因,人们逐渐追求的是清淡的食物和本味。"奇"指异域风情的奇异饮食,人们眼界开阔,与世界各地的人民一起享受特色美食是所有人共同的愿望。当人们对所处阶层以外及异域的饮食文化了解的愿望与日俱增之时,人们便不再满足于"靠山吃山,靠水吃水"和"北方吃牛羊,南方吃鱼虾"。"乐"是说吃得快乐,对于人类而言食具有两重性,既可维持生命,又能得到快乐和满足。饮食虽为生物遗传性生理现象,对于人类也是一种生理之欲望,因此还产生了许多附带价值,人类满足身体需求的前提下,越来越关注饮食的乐趣。

　　伴随着人类的发展,我们的饮食结构也在不断改变,且逐渐科学合理化,现代社会科学技术高度发达,饮食健康、饮食结构的合理性越来越受到人们的注重,因此可以相信,伴随着人类社会的发展,我们的饮食结构一定会更加精美,更加科学合理。

　　作为保健措施的饮食首先以延年益寿、预防疾病为目的,饮食有滋养人体的作用,这一作用本身就是一项重要的预防保健措施。合理安排饮食可保证机体的营养,使人体的五脏功能旺盛、气血充实,如《黄帝内经》所言:"正气存内,邪不可干"。人体正气旺盛,外邪就无从侵袭人体,身体的健康状态便有了保障。现代研究证明,体内某些营养成分的缺乏会引发疾病。例如:某种维生素缺乏会引发脚气病、软骨病、口腔炎、夜盲症、坏血病等;碳水化合物和蛋白质缺乏会引起肝功能障碍;若某些微量元素缺乏也会引发疾病,钙质缺乏会出现佝偻病,磷脂缺少会出现神经衰弱,缺铁会引起贫血,缺钼和锌会出现发育不良,缺碘会出现甲状腺肿等。只有全面搭配食物,或针对性增加含上述成分的食物,才能预防和治疗这些疾病。早在一千多年前,中医学就有食用海带以预防甲状腺肿大,食用动物肝脏以预防夜盲症,食用蔬菜、水果以预防坏血病,食用麦麸、谷皮以预防脚气病等记载。

因此,我们要少吃人造的加工食品,多吃"天赐"的自然界食物,坚持我国传统的饮食结构,以食疗养生。

第五节　导引养生

"不治已病治未病""法于阴阳,和于术数"等养生原则,已成为中医导引养生的理论基础和核心思想。"导引"一词,最早见于《庄子·刻意》:"吹呴呼吸,吐故纳新,熊经鸟申,为寿而已矣。此道引之士,养形之人,彭祖寿考者之所好也。"《吕氏春秋·仲夏纪》中记载:"昔陶唐氏之始,阴多滞伏而湛积,水道壅塞,不行其原,民气郁阏而滞着,筋骨瑟缩不达,故作为舞以宣导之。"此处之"舞"即指导引,由此看出,导引在《黄帝内经》问世前早已出现。之后的相关记载在《素问·异法方宜论》:"中央者,其地平以湿,天地所以生万物也众,其民食杂而不劳,故其病多痿厥寒热,其治宜导引按跷,故导引按跷者,亦从中央出也。"由此推断,至少在战国时期,中国就已经出现专事导引养生的术士。按跷就是后世的按摩。

孔子言"知者乐水,仁者乐山;知者动,仁者静;知者乐,仁者寿"(《论语·雍也篇》),提出"仁者静""仁者寿"的观点;孟子认为修炼的基础是"养吾浩然之气"(《孟子·公孙丑上》);荀子提出了"虚一而静"(《荀子·解蔽》),认为虚心(不因固有的观念而妨碍对新事物的认识)、专心(集中意念,思想专一)、静心(思想宁静,安心定志);《管子》中《心术上》《心术下》《白心》《内业》四个篇章,对导引术要领、效能做了论述,认为练习导引术应该宁心去躁,即"静则得之,躁则失之……所以失之,以躁为害"。庄子不但对导引术"吹呴呼吸""熊经鸟申"的形态作了生动的经典描述,还分析了"坐忘""朝彻""心斋"等修炼形式,并提出了三种具体的精气神炼养方法:其一,是初步的吐故纳新之法,即"众人之息以喉";其二,是引真气在人体内沿任脉和督脉环周运行,以炼精化气,即"缘督以为经";其三,是修炼到较高境界之人从足跟向上引气的运气方式,即"真人之息以踵"。

"行气"铭玉杖首为战国初期的一件文物,它很好地补充了庄子的炼养论述。这件玉器表面刻着一段45字铭文,其内容与"行气"有关:"行气,深则蓄,蓄则伸,伸则下,下则定,定则固,固则萌,萌则长,长则退,退则天。天几舂在上,地几舂在下。顺则生,逆则死。"郭沫若在《"行气铭"释文》中对此进行了解释,认为这是深呼吸的一个回合。在《庄子》吐纳行气论述的基础上,该铭文进一步具体阐述了呼吸运行的经过和方法,其内容与后世"气沉丹田""周天运行"等导引术的气息调节要领一致。

在导引术历史发展中,张家山《引书》和马王堆《导引图》有着非常重要的地位,为我们提供了极为珍贵的史料参考。

《淮南子·精神训》谈道:"天有四时、五行、九解、三百六十日;人亦有四肢、五脏、九窍、三百六十节。"母体内胎儿的成形变化,古人也以文字清楚地记载下来:"一月而膏,二月而肤,三月而胎,四月而肌,五月而筋,六月而骨,七月而成,八月而动,九月而躁,十月而生。"养生概念中,人的形体被喻为地,精神被喻为天,地定以宁,天静以清。书中还提出养生处世的具体方法,"居而无容,处而无所,其动无形,其静无体,存而若亡,生而若死"的见解。这些观点,证明了先秦道家哲学对于养生观的深刻影响。

从西汉马王堆出土的汉文帝年间历经两百余年的文物里,人们发现生命科学的发展已有很高的成就。融合道家和儒家的杂家对大小宇宙与人体之间的关系有非常清晰且具体的描述。现存最早的气功导引文献是马王堆汉墓出土的帛书《却谷食气》和《养生方》,主要记录了四季气功导引的方法。现存最早的导引图谱则是马王堆汉墓出土的帛书《导引图》,共画有 44 幅标有所治病名或所模拟动物的名称表现各种导引姿势的彩图。《胎产书》记述胎产宜忌,其中"十月养胎"内容即后世"徐之才逐月养胎方"的祖本。《合阴阳》《天下至道谈》《十问》三种竹简及《杂疗方》《养生方》帛书的主体部分属房中术类医书。《杂疗方》《养生方》及《杂禁方》木简的部分内容属巫术方类医书。

现今所发现的最古老的简书导引典籍是《引书》,它出土于湖北省江陵县张家山的汉墓,由 113 枚竹简组成,共有 3 235 字,内容包括三个部分,即四时养生、气功导引及病因治法,是对汉初之前导引术的重要整理。

此外还有一些较为固定、成熟的导引术流传推广开来,著名的有亢仓子服气诀、仲尼听息法、广成子静坐法等等。

《中藏经》:"导引,则可以逐客邪于关节;按摩,则可以驱浮淫于肌肉"。提出导引按跷可以强身祛病,延年益寿。华佗模仿虎、鹿、熊、猿、鸟五种动物的形态特征和运动特点,创编了"防病除疾"以求"难老"的仿生导引术"五禽戏",《后汉书》记载了华佗提出的关于运动之"度"的衡量标准——"沾濡汗出"即可,就是身体微微出汗,皮肤稍稍发黏的程度,如若锻炼到气喘吁吁、大汗淋漓,则是过犹不及,非养生之举。

东汉魏伯阳融会黄老、周易、炉火三家学说写成了《周易参同契》,尊为万古丹经王,以内丹之法为核心,详细地阐述了行气养生的理论及方法,强调以意念和入静为先导,通过调和、调身、调息,达无念之境界。我国最早的一部道教典籍《太平经》托名东汉道士于吉,认为人是由精、气、神三者合而为一所成,提出了以"守一养性"为中心的行气理论。东汉"五斗米教"鼻祖张道陵在《老子想尔注》中强调了"精"在人生命中至关重要的地位,提倡修炼者应学会"胎息",做到"性情不动,喜怒不发"。

西晋皇甫谧在《帝王世纪》中记录了大禹治理洪水的传说,大禹因长年累月风吹雨打,奔波劳碌,患上了偏枯,即半身不遂,于是他为了恢复康健,创造了一种独特的养生锻炼方法,此方法被称作"禹步"。孙思邈在《千金翼方·禁经·掌诀法第五》中对"禹步"作了更为详尽具体的介绍。孙思邈所描述的"禹步",是在移动步伐的基础上以意念和呼吸配合调节气机的导引方法,技术要领和操作步骤非常详细。另外,经过史学家的考证,大禹足迹遍及天下,在治理水患的过程中见多识广,有机会学习中原以外独特的养生之法,博采众长。因此相比史前时期的宣导之舞,大禹创造的"禹步"更合理完善。

东晋葛洪所著《抱朴子》中有九个导引术式——"龙导""虎引""熊经""龟咽""燕飞""蛇屈""鸟伸""猿据""兔惊"。南朝陶弘景《养性延命录》主张体现在"养神"和"养形"两个方面。主张"静者寿""躁者夭","养神"应闲心寡欲;提倡"养形"需顺应自然规律。还发明了"长息法":"心脏病者,体有冷热,吹呼二气出之;肺脏病者,胸膈胀满,嘘气出之;脾脏病者,体上游风习习,身痒痛闷,唏气出之;肝脏病者,眼疼愁忧不乐,呵气出之。"

南朝刘宋时期著名史家范晔在《后汉书·方术列传》中记载奇人王真,他采用胎食、胎息的调息导引方法摄生养性,年近百岁仍然容光焕发,面容与不足五十岁者相似。

隋代天台大师智顗非常推崇定心除虑、闭目反观的"止观养生法",著有《童蒙止观》和《不定止观》,提出调身、调息、调心是止观养生的核心内容。

隋太医令巢元方主持编撰了被后世奉为七经之一的《诸病源候论》,是我国第一部导引治病养生专著,对后世影响颇为深远。对"补养宣导"之法甚为推崇。唐孙思邈将陶弘景《养性延命录》纳一吐六的长息法,发展为"十二调气法",可操作性更强,治疗的针对性更强,记载于《备急千金要方·养性·调气法第五》中:"若患心冷病,气即呼出;若热病,气即吹出。若肺病即嘘出,若肝病即呵出,若脾病即唏出,若肾病即呬出。夜半后,八十一;鸡鸣,七十二;平旦,六十三;日出,五十四;辰时,四十五;巳时,三十六。欲作此法,先左右导引三百六十遍……冷病者,用大呼三十遍,细呼十遍。呼法:鼻中引气入,口中吐气出,当令声相逐,呼字而吐之。热病者,用大吹五十遍,细吹十遍。吹如吹物之吹,当使字气声似字。肺病者,用大嘘三十遍,细嘘十遍;肝病者,用大呵三十遍,细呵十遍;脾病者,用大唏三十遍,细唏十遍;肾病者,用大呬五十遍,细呬三十遍。此十二种调气法,若有病依此法恭敬用心,无有不差。皆须左右导引三百六十遍,然后乃为之。"

晚唐女道士胡愔熟谙医道,她著有《黄庭内景五脏六腑补泻图》,本书以脏腑为纲,阐述了五脏六腑的生理、病理特点及对应的炼养措施,强调健康长寿应强化人体脏腑的机能,并将道教修炼与医理融会贯通。

南宋学者罗泌在《路史》:"阴康氏之时,水渎不疏,江不行其原,阴凝而易闷,人既郁于内,腠理滞着而多重腿,得所以利其关节者,乃制为之舞,教人引舞以利道(同"导")之,是谓大舞。"以上这段史料呈现出黄河流域诞生的导引术之端倪。在上古时代,黄河流域气候潮湿,河道壅塞,洪水泛滥,先民们多受风湿肿痛、阴寒痹症之苦,筋骨蜷缩而不舒展,情绪抑郁不舒畅,因而作"舞"以宣通气血、利水消肿、舒筋活骨。"舞"被认为是我国导引术的滥觞肇基,主要是通过形体运动来调节身体机能发挥宣导作用。

如今,大众所熟知的健身气功"以人的自身形体活动、呼吸吐纳、心理调节相结合为主要运动形式"。健身气功对传统文化遵照"去其糟粕""取其精华""推陈出新""古为今用"的政策,是在整理挖掘传统气功功法优秀内容的基础上组织编创而成,以导引术的传承、发展为基础。其中包括:五禽戏、八段锦、易筋经、六字诀等等。这些功法遵照中国传统文化中的保健、养生理念,并结合现代的生命科学理论,对传统功法的精髓进行保留的基础上,又新增了新时代有特色的新内容。既能展现传统气功的神韵精髓,又能体现出健身气功的新时代特征。因此,寻求服务于全民健身的导引术,构建有我国特色的大众体育内容,承担历史使命,是我们研究的方向。

第六节 起居养生

起居养生,主要是依据天人合一整体观,对站立坐行、居处环境、作息睡眠、慎避外邪、苦乐劳逸等日常生活及起居各个方面,科学地进行安排,采取各种保护措施,以达到身心健康、延年益寿的目的。

一、择地而居

居处受阳光、空气、土地、水源、住宅、植被等因素影响,可形成有利于人类生活的环境条件,对于人类生活和健康有着重大意义。宜居的环境,可以使人健康长寿;反之则易致病伤身,并且贻害于后代。古代养生家非常注重居处环境的选择,认为应选择一个风景优美、阳光充足、整洁安宁、气候宜人、空气新鲜、水源清洁的自然环境,如海滨、山林、市郊、农村等。《千金翼方·退居·择地》说:"山林深远,固是佳境……背山临水,气候高爽,土地良沃,泉水清美……地势好,亦居者安。"一般而言,依山水而居,冬季以山林为天然屏障,可遮挡风雪,减缓寒冷气流;夏季可减少日光照射,绿树成荫可调节炎热的气候,水润万物,湿润空气,甘洌清澈的泉水终年不断,鸟语花香,生活在美丽的大山中,法相天地,和于自然,闲云野鹤,怡然自得。专家发现,凡是长寿之乡,往往大都是安宁祥和的山庄,或者是风景宜人的田园。生活于这样的环境里,安居乐业,赏心悦目,精神饱满,可颐养天年。

《庄子·齐物论》曰:"民湿寝则腰疾偏死。"《庄子·杂篇·盗跖》:"古者禽兽多而人少,于是民皆巢居以避之,昼拾橡栗,暮栖木上。"远古时期,古人睡卧湿地,感寒湿而腰痛,于是发现夜宿于树木之上,可避免地面的夜间寒湿之气对身体的侵袭,还可避免禽兽的侵扰,因此,"暮栖木上"可以看作是古人最原始的养生防病治法。

关于住宅的朝向,坐北朝南是大多时候的最优选,门窗向阳,采光充分,夏凉冬暖。尤其是我国北方的冬季,时有西北风冷空气袭人,如门窗朝北,冷风直入室内,易患感冒;夏季东南风吹拂,如房门朝北面而开,凉风新鲜空气绕墙而不入,室内闷热憋气,空气不流通,有害健康。所以《天隐子·安处》认为住宅应"南向而坐,东首而寝,阴阳适中,明暗相半"。

二、改造环境

受经济及条件限制,并非所有的人都可以自由地选择适宜的居处环境,我们可以学习如何改造居住环境,创造良好的适宜的生活环境。在城市里,随着现代工业的发展,环保和低碳深入人心,空气、阳光、水源等资源不均和噪声污染日益严重,更应重视改造和保护环境。例如城市住宅虽无自然山水,但小区内一般会种植绿化,种花修池,改造街心花园假山等,既可美化环境,又能保持新鲜空气,减少污染,降低噪声。同时保证楼群间隔距离感,营造出优美舒适的生活环境。如清代曹庭栋就提到"辟园林于城中,池馆相望,有白皮古松数十株,风涛倾耳,如置身岩壑"(《老老恒言·消遣》),还提倡"院中植花木数十本,不求名种异卉,四时不绝便佳""阶前大缸贮水,养金鱼数尾,浮沉旋绕于中"(《老老恒言·消遣》)等。唐代孙思邈也种植百合、莲、甘菊、竹多种药植物。改造环境,还应保持卫生和居家清洁。良好的卫生习惯是保持健康防病的重要因素。如《寿亲养老新书·宴处起居》说:"栖息之室,必常洁雅。夏则虚敞,冬则温密。"因此要经常洒扫、清洁居室庭院,保持卫生整洁,"当无事时,庭堂房屋,洒扫光明,厨房沟渠,整理洁净"(《鼠疫抉微·避疫说》)。

另外,住宅内温度、气流、光线、湿度等微气候因素的变化,也直接或间接影响健康。居室的采光要随时调节,明暗适中。一般选择室内阳光充足的向南房间作为卧室,避免过热过冷,房间采光也好。房间的窗户宜配合颜色协调的窗帘,窗户应适当大些,以适应生理需要。如《遵生八笺·起居安乐笺·居室安处条》说:"吾所居座,前帘后屏,太明即下帘以和其内映,太暗则卷帘以通其外耀。内以安心,外以安目。心目皆安,则身安矣。"屋内适宜的温度因人而异,一般保持在20~26℃。通常情况下,机体维持着良好的平衡,冬天温暖舒适,夏天凉快清爽。否则室温过高,可引起烦闷;过低易引发冻疮,甚至诱发气管炎等呼吸道疾病及血压升高、心肌梗死等心脑血管疾病。室内也要保持适当的湿度,如果过于干燥,皮肤干裂,鼻干咽干眼干,如果空气湿度过于潮湿,不仅家具衣物发霉,人的脾胃受湿气困阻,郁滞而易发生感冒、风湿病等。平时应注意每日开窗通风,经常使屋内空气对流。自然通风是房间空气新鲜洁净的保障,可加强室内蒸发散热,排除湿热秽浊之气,改善人们的居住和工作环境。

每个家庭在日常生活中都离不开厨房,但油烟也是室内空气的主要污染,含有很多有害物质包括多种致癌物。所以要积极防范,例如安装抽油烟机装置;做饭时关好卧室门并打开窗户;煎炒时尽量油温不要超过250℃;经常检查燃气及油烟漏气等安全隐患。

三、作息有时

在自然界,规律的周期性变化是普遍现象。如昼夜交替、四时寒暑的变化,星辰日月的运行,甚至人体的生命活动等,都有其守时的节律和内在规律。人类为了延年益寿,强身健体,生活起居也要顺应这些自然规律,并建立一套合理、科学的作息制度。如果起居作息的时间没有规律,恣意妄行,逆于人体自然的规律,沉溺于生乐,会导致疾病的发生甚至引起早衰。如《抱朴子·极言》说:"寝息失时,伤也。"作息有时,要根据生活环境、自己的身体条件、工作情况等客观因素,主动安排好自己的时间,制定一个作息时间表,严格要求自己,做到每天定时起床,定时洗漱,定时学习工作等,坚持不懈,并且养成习惯,形成有规律的生活作息。古人提出了"与日月共阴阳",要求顺应四时的变化,而制定相应的作息制度,人与自然界天人合一。所谓"善摄生者,卧起有四时之早晚,兴居有至和之常制"(《备急千金要方·养性》)。如《素问·四气调神大论》指出:春季宜"夜卧早起,广步于庭";夏季宜"夜卧早起,无厌于日";秋季宜"早卧早起,与鸡俱兴";冬季宜"早卧晚起,必待日光"。孙思邈还具体论述了早起晚起的时间限定:"虽云早起,莫在鸡鸣前;虽言晏起,莫在日出后。"(《备急千金要方·养性·道林养性》)一日之中,凌晨阳气始生,正午阳气最旺,傍晚阳气渐弱而阴气渐长,深夜阴气最盛。人们在白昼阳气旺盛的时候从事学习工作和锻炼,而到夜晚阴盛阳衰的时候,安卧休息,即是"日出而作,日入而息"的道理。人的生命活动都遵循着一定的周期性节律展开。人体的生理指标,如体温、血压、呼吸、脑电图以及激素的分泌等,都按照昼夜的规律而有节律地变化着,这是人体的"生物钟"。人体的生物钟控制着一切生理功能规律,所以起居作息必须要符合自身以及自然生物钟的运行规律。如在日出鸡鸣之时,人体血液中的肾上腺皮质激素含量上升,此时起床,可保持头脑清醒,灵敏机智,再加之清晨的空气清新,负离子浓度较高,有利于夜间呼吸道沉积的有害物质排出,从而促进新陈代谢,因此黎明时分起床,到户外进行适量体育运动有益于身体健康。而贪睡晚起者,由于睡眠过多会使肌肉过度松弛,脑细胞处于抑制状态时间过长,起床后难以很快清醒,影响一天的工作与生活。因此,规律的作息时间,可以保证人体生物钟正常运行,还可对人的中枢神经系统产生良性刺激,建立多种有节律的条件反射,使人体各组织器官能够长期维持良好的生理功能,提高工作效率及身体耐受力。例如:养成定时学习工作的良好习惯,大脑在固定的时间便开始兴奋,使人思维敏捷,思想集中,发挥事半功倍的效果;养成定时起床和就寝的习惯,大脑每到睡眠时间,就会处于抑制状态,以使睡眠踏实香甜,既可保证大脑得到充分休息,预防失眠,又可自然醒来,无需借助他人或闹钟提醒。因此,规律的起居作息,能协调统一体内的各种功能活动,使人更好地适应外界环境,益于人体的健康。

四、寝宜安适

人的一生中睡眠约占生活时间的三分之一,是非常重要的组成部分。规律的昼夜节律不仅可以恢复体力,消除疲劳,还能促进生长发育,增强免疫力。

中医学认为,良好的睡眠具备形神统一的特点,睡眠与清醒即寤与寐体现了人体阴阳功能状态的交替,它包括如下几个方面的内容。

人体寤寐由昼夜阴阳消长决定。自然界在日月天体的运转下,处于阴阳消长的变化之中,主要体现在昼夜的交替,昼为阳,夜为阴。人体的阴阳也随着昼夜的消长而发生变化,这便有了寤寐的生理需求。寤属阳,受阳气主导,寐属阴,受阴气主导。人类自从现世便有了"日出而作,日落而息"的活动规律。《灵枢·营卫生会》言:"日入阳尽而阴受气矣,夜半而大会,万民皆卧,命曰合阴;平旦阴尽而阳受气,如是无已,与天地同纪。"《灵枢·口问》对此又进一步解释为:夜半"阳气尽,阴气盛,则目瞑";白昼"阴气尽而阳气盛,则寤矣"。

营卫运行是睡眠的生理基础。营气行于脉中,有濡养的作用;卫气行于脉外,有保卫的功能。人的寤寐以人体营气、卫气的运行为基础,而尤以卫气运行最为关键。《灵枢·卫气行》曰:"故卫气之行,一日一夜五十周于身,昼日于阳二十五周,夜行于阴二十五周。"而《灵枢·营卫生会》也有相同的说法:"卫气行于阴二十五度,行于阳二十五度,分为昼夜,故气至阳而起,至阴而止。"这里所"起"为起床,"止"为入睡。当卫气行于阴,则阳气尽阴气盛,人体进入相对静止的状态而产生睡眠的欲望;行于阳,则阴气尽阳气盛,人体进入相对运动的状态而清醒。因此说心神调控着人体的清醒与睡眠,神动则寤,神静则寐,情志过极则难以入寐。

在这里要特别注意老年人,老年人伴随年龄增加,气血阴阳亏损,会出现少寐现象,昼不精而夜不瞑。古代养生家说:"少寐乃老人之大患。"《古今嘉言》认为老年人宜"遇有睡意则就枕"这是符合养生学的观点的。另外,在睡眠养生法中古人还非常重视子午觉,即每天子时、午时要入睡,养生家们认为子时午时阴阳交接,极盛极衰,体内的阴阳气血最不平衡,因此应静卧以候气复。现代研究发现,人体各器官的功能在凌晨 0~4 点都降至最低点,人体交感神经在中午 12~13 点最为疲劳。统计显示,睡子午觉可降低老年人心、脑血管病的发病率。因此,子午觉既符合养生道理,又能保健防病。

日常生活中,应注意以下几个方面的调摄,以提高睡眠质量,保证睡眠的舒适安然。

一是睡眠时间。根据每个人身体状况的不同,睡眠时间也要因人而异地合理安排。刚出生的婴儿一般除了哺啼和哭乳,绝大部分时间都在睡觉,睡眠时间多达 18~20 小时。随着年龄的增长,婴儿的睡眠时间逐渐缩短,学龄儿童时期只需 9~10 小时。青年时期,每天睡眠 8 小时左右即可。到了老年,人体肾气亏虚,阴阳俱损,出现老年人常见的"昼不精,夜不瞑"少寐现象,此时老人的睡眠质量下降,睡眠变浅,因此睡眠时间可适当延长至每日 9~10 小时。研究表明,人的寿命长短与睡眠时间关系密切,日均睡眠 7~8 小时的人寿命最长。睡眠少于 4 小时的人,死亡率较前者提高一倍。而睡眠每日超过 10 小时的人,有 80% 的可能寿命较短。因此睡眠时间过少或过多均对身体不利,科学的睡眠应为醒后感到精力充沛、头脑清晰、轻松、舒适。科学的起卧时间,通常认为起床应在早晨 5~6 点,就寝应在晚上 10 点左右,最迟不可超过 11 点。这是由于人体生物钟于早晨 5~6 点达高峰期,晚上 10~11 点人体处于生物钟的低峰期,呼吸减慢,体温下降,激素分泌水平降低。因此要及时纠正"开夜车"的不良习惯,熬夜最容易破坏人体的生理节律。午睡又被称作"子午觉""昼寝",在古代养生家中,也是一种睡眠养生法。这是由于子时午时阴阳交接,阴阳之气极盛极衰,体内的阴阳气血最不平衡,因此应静卧以候气复。正如《老老恒言·昼卧》中说:"每日时至午。阳气渐消,少息所以养阳;时至子,阳气渐长,熟睡所以养阴。"睡眠研究专家观察发现,人体睡眠遵循着极为规律复杂的昼夜节律,不仅夜晚睡眠,白天也需要适度睡眠。分别在上午 9 点、中午 1 点以及下午 5 点有三个睡眠高峰,尤为明显的高峰在中午 1 点。所以提倡午睡可以放松休息大脑与身体各脏腑,缓解上午的疲劳,有利于下午、晚上的学习和工作。不过午休时间不宜太长,时间长反而进入深度睡眠,醒后更加疲倦,一般 30 至 60 分钟足够。

二是睡前准备工作调摄身心。睡前注意调摄身心,保持内心满足,安静平和,放松全身,创造良好的睡眠心境,即"先睡心,后睡眼";睡前不适宜情绪亢奋,不要紧追影视剧或情节跌宕的小说,不要过饱过饥,更不要嗜饮咖啡、烈酒、浓茶之类,以免因神经兴奋而入睡困难;睡前洗漱,清洁口腔,仪式感帮助早入梦乡;睡前2小时可以稍事活动,如散步、体操、闲聊等,精神舒缓,愉悦心情,动则身劳,劳则思眠,有助于入睡。睡前温热水泡脚并按摩或洗热水澡尤其值得提倡。中医学认为,人的脚部对应分布着五脏六腑的穴位,如脚底的涌泉穴,为足少阴肾经的井穴,能够滋肾填精。按摩涌泉穴,用温热水濯足,可促进肾经经脉气血的流通,消除一天的疲劳,还能清热滋肾,引火下行,除烦宁神,安眠助睡之功。

三是睡眠宜忌。良好的睡眠环境是安睡的先决条件,适宜寝具至关重要。床的高低应适度,高度应略高于就寝者膝盖。床铺垫褥要软硬适中,面积稍宽大,保证人体脊柱的正常曲度,符合人体的生理结构,床垫的最佳效果为在木板床上铺10cm左右的棉褥。枕头不宜太硬,高低要适中,枕头太硬会阻碍人的头颈部血流运行;枕头太高又会使颈椎过度弯曲,日久会影响脊柱的健康,容易引起呼吸不畅、打鼾、落枕等;枕头太低会使头部充血,醒后易出现面目浮肿、头痛头胀。枕头的高度,《老老恒言·枕》曾指出:"酌高下尺寸,令侧卧恰与肩平,即仰卧亦觉安舒。"药枕有着悠久的历史,可用作防病健身。如蚕沙枕、荞麦皮枕、菊花枕清热明目,琥珀枕、磁石枕镇心安神,还有小米、决明子、绿豆皮、桑叶等做的药枕,药枕中药物的选择应根据季节、年龄、体质等的不同来配伍。被子的厚薄应根据个人习惯、气候、地区而定,并选择较柔软者。盖被过暖过厚,会消耗体内热量,引起呼吸加快,口、咽、喉、鼻干燥;盖被太薄不暖,会使人体肌肉得不到充分的放松,造成睡眠深度不够,体力、脑力不易很快恢复。关于睡眠的姿势,中医养生学中建议的最理想的姿势是:卧如弓,即右侧屈膝而卧。这种睡眠姿势可放松四肢肌肉,舒展心脾之气,利于保持睡眠中呼吸道通畅及气血流通。如《备急千金要方·养性·道林养性》说:"屈膝侧卧,益人气力,胜正偃卧。"《老老恒言·安寝》也指出:"如食后必欲卧,宜右侧以舒脾之气。"当然睡眠姿势的选择还需因人而异。此外,为提高睡眠质量,应尽早入睡,入睡前不宜言语、当风、开灯、张口、蒙头掩面等。

五、劳逸结合

日常强度并且方法得当的劳动和体育运动,可使经络腠理舒畅,气血流通,增强精气神,改善体质,提高机体的免疫力;适当时间的休息,可使身心疲劳解除,使气血得到补充,保持旺盛的生命力。所以日常生活中工作起居要注意劳逸结合,中和有道,知常有节。

劳逸结合第一点应避免过劳。中医学认为,过度劳累耗伤气血,轻则少气懒言、神疲乏力;重则肌肉、筋骨劳伤劳损,引起腰痛、腿痛、肩颈痛等疼痛性疾病。《素问·举痛论》说"劳则气耗""劳则喘息汗出,外内皆越,故气耗矣"。运动和劳作活动量都不能太大,否则如果超过了人体承受的极限,可能会对身体的各个方面造成伤害。如久行会使下肢筋脉过度劳累,导致筋伤;久立会影响骨骼组织的健康,感到腿部酸麻僵硬等,正如《素问·宣明五气》说:"久立伤骨,久行伤筋。"特别是应该注意不要饥饿时劳作太久,不可急于求成,否则会成为损伤身体导致疾病的重要因素。所以劳作要量力而行,应"坐不欲至倦,行不欲至劳"(《保生要录·调肢体门》)。亦如孙思邈所说:"常欲小劳,但莫大疲及强所不能堪耳。"(《备急千金要方·养性·道林养性》)

过度劳累,除了指体力劳作,还包括脑力劳作。科学合理地用脑,要求人们目标清晰,方法正确,注重过程,难易相成,还要注意对脑部的保养,比如及时休息,或者转换项目,防止疲劳作业。当感到精神不济而疲劳时,代表用脑时间过长了,除了要适当补充休息时间,还可以通过增强锻炼、娱乐或者艾灸等方式来调整身心,安神定志,恢复精气神。现代医学认为,当过度紧张的脑力劳动持续很久后,额叶及大脑皮层相关部分,包括交感、副交感神经等神经系统相关部分就会出现兴奋抑制,会导致睡眠障碍、思维迟钝、记忆力下降、注意力无法集中、工作能力下降。大脑长期过度疲劳会使神经细胞超负荷运转而无法及时修复,导致神经衰弱等病变。

第二点,要注意避免过度安逸。过劳容易伤人,过逸也可能导致疾病。

贪逸无度,精神涣散,若不能适当做一些脑力劳作或者体育锻炼,则气血容易运行瘀滞,脏腑功能衰减,精神疲惫。如《素问·宣明五气》中所提到的"久卧伤气""久坐伤肉",便是过度安逸所致。张介宾说:"久卧则阳气不伸,故伤气;久坐则血脉滞于四体,故伤肉。"(《类经·疾病类·宣明五气》)。所以在日常生活中应勤于锻炼,心有所用,精神内守,谨防过劳而伤,避免过逸而萎靡。

六、慎避外邪

人于自然界中生活,各种各样的变化因素,尤其是一些有害的外邪会干扰人体正常的生理活动,若不及时趋避,易使人体内阴阳气血失衡,导致疾病的发生。故慎避外邪也是体健身安的康养方法之一。《素问·上古天真论》说:"虚邪贼风,避之有时。"由于四季与外邪的密切关系,顺应四时阴阳调神乃治,以适宜寒温是慎避外邪的主要内容。

春季三月为一年四时之初,此为发陈,万象更新,是万物生发的季节。此时风吹万物生,封藏了一个冬天的阳气被唤醒,但春时阳气始生,冬寒未尽,气温波动较大,容易出现乍暖还寒,忽冷忽热的情况,并且风邪易使腠理开泄,邪气因入,对风寒外邪的抵抗力下降。所以春季宜捂,不急于减除衣物,或者稍去上衣保留下身衣裤,保证下身温暖,以使阳气升发有根。如《老老恒言》卷二《燕居》说:"春冰未泮,下体宁过于暖,上体无妨略减,所以养阳之生气。"尤其是老人血弱气尽,免疫力低下,易中风寒,更需渐减衣物,不可顿去。《摄生消息论·春季摄生消息》说春季:"天气寒暄不一,不可顿去棉衣。老人气弱,骨疏体怯,风冷易伤腠理,时备夹衣,遇暖易之。一重渐减一重,不可暴去。"另外,初春阳气始生,由寒转暖,还易受风温、风热等外邪,肺炎、流感等疾病高发,心脑血管病、高血压也更容易复发,要注意预防,及时就医。

夏季三月,此为蕃秀,万物生长茂盛,夏日炎炎高温,空气湿度大,易生暑湿之气。暑邪易耗气伤津,长夏首防中暑。《摄生消息论·夏季摄生消息》提出夏季"惟宜虚堂、净室、水亭、木阴、洁净空敞之处,自然清凉"。起居时间上,宜夜卧早起,以摄护阳气,保存津液。适当午休,以缓解疲劳,弥补夜间睡眠不足,同时又能避免日中的暴晒酷暑。晚间气温渐清凉,则可纳凉挥扇,淡茶闲聊,闲情逸致,以调整一天的心情,散尽暑热之气,便于入睡。不过暑热宜避,趋凉则不可过度,凡"平居檐下、过廊、街堂、破窗,皆不可纳凉,此等所在虽凉,贼风中人最暴"。更不可露宿或久卧湿冷之处,"一时虽快,风入腠理,其患最深。贪凉兼汗,身当风而卧,多风痹"(《摄生消息论·夏季摄生消息》)。又夏季不仅炎热,且多雨多湿,暑湿之邪容易乘虚而入,出现头晕胸闷、神疲肢乏、纳减便溏等,故《理虚元鉴·知防》告诫说:"夏防暑热,又防因暑取凉,而致感寒,长夏防湿。"

秋季三月此为容平,阴气渐盛,万物生长平定,天高气爽急劲,地清气肃明朗。秋季气候多变,初时夏热未尽,金气已生,暑湿遇金气收敛肃降,降雨增加,气温渐减。"白露"节气之后,天地阳气与日消退,阴气顺时渐生,白天温夜间凉,起居宜早睡早起,稍有不注意,便容易感冒伤风,或过敏性疾病频发,故有"多事之秋"的说法。老话"春捂秋冻",秋天来临,不应该马上添过多衣物,以免早晚气温波动温差大,一穿一脱,汗出当风反而更容易感冒。秋季气候干燥,容易燥邪伤肺,引发秋燥咳嗽等疾病。深秋早晚气温波动,温差较大,整体气温低,风邪寒邪容易伤人皮毛肺系,所以应该及时增添衣物,注意保暖以避风寒。秋季也是肠炎等消化道疾病、乙脑等疾病的高发季节,务必注意饮食卫生,做好预防工作。

冬季三月,此为闭藏,万物封藏,水冰地坼,天地阴盛阳弱,万物凋零,起居应该顺应冬季特点而早睡晚起,不要扰乱阳气,调摄身心,精神内守,避寒就温,养护阳气。冬季衣着要注意保暖,但不应该因过暖而使汗出,少外出而居于室内要保温,床被宜暖和。《摄生消息论·冬季摄生消息》主张"宜居处密室,温暖衣衾,调其饮食,适其寒温;不可冒触寒风,老人尤甚,恐寒邪感冒,为嗽逆、麻痹、昏眩等疾"。为增强抵御寒冷的能力,可适当参加体育运动,促进筋骨健壮、气血调畅。同时也应关注气象变化,预防寒邪侵袭,以防寒邪破坏机体的防御机能,引起心脑血管疾病、支气管哮喘、慢性支气管炎、关节炎等疾病复发或加重。

第七节　药 酒 养 生

　　《素问·汤液醪醴论》和马王堆医简《十问》,分别从防治疾病和养生保健方面,奠定了酒的药用理论基础。《本草经集注》引《名医别录》,把酒的性能归纳为"苦、甘、辛,大热,有毒,主行药势,杀百邪恶毒气",后世医家皆循此说。《本草蒙筌》总结中药炮制理论,提出"酒制升提"说,高度概括了中药酒制的主要作用。

一、酒食治气

　　马王堆医简《十问》云:"治气有经,务在积精,精盈必泻,精出必补。补泻之时,于卧为之……酒食五味,以志治气。"治气,是指导引血气在体内循环,以保养生命。这是目前所见关于酒的养生保健作用的最早论述。

　　酒食五味何以治气养生?《黄帝内经》对此作了精辟论述。《灵枢·论勇》提出:"酒者,水谷之精,熟谷之液也。"《素问·经脉别论》详细阐述了水谷精微通过胃、脾、肺等脏腑作用,化为气血,布散全身,发挥滋养、濡润作用的过程。"食气入胃,散精于肝,淫气于筋。食气入胃,浊气归心,淫精于脉。脉气流经,经气归于肺。肺朝百脉,输精于皮毛。毛脉合精,行气于府。府精神明,留于四脏,气归于权衡""饮入于胃,游溢精气,上输于脾,脾气散精,上归于肺,通调水道,下输膀胱。水精四布,五经并行,合于四时五脏阴阳,揆度以为常也。"

　　后人将中医脏腑学说与酒的性味特点相联系,从不同角度阐发酒的养生保健作用。如朱震亨认为醇酒性热,"过于肺,入于胃,然后渐温肺,先得温中之寒,可以补气,一益也;次得寒中之温,可以养胃,二益也。"万密斋《养生四要》曰:"饮者,酒也,味甘辛苦,气大热。苦入心而补肾,辛入肺而补肝,甘入脾和气血而行荣卫。《诗》云:为此春酒,以介眉寿。酒者,诚养生之不可阙"。

二、醪醴攻邪

《黄帝内经》从"邪"入论,指出酒的防病治病作用。一方面,酒可避邪防病,不使四时不正之气侵入。《素问·汤液醪醴论》曰:"邪气时至,服之万全。"另一方面,若受邪已深,经络不通,气血不畅,须借酒力宣通血脉、养正除邪。《素问·血气形志》曰:"形数惊恐,经络不通,病生于不仁,治之以按摩醪药。"《素问·玉版论要》曰:"其见大深者,醪酒主治。"

关于酒的避邪防病作用,《新修本草》总结为"杀百邪恶毒气",后世医家主要从三个方面作了阐述。一是邪气蕴毒,即六淫邪气聚集、蕴结、壅阻所致的急危重证候。尤怡《金匮要略心典》曰:"毒,邪气蕴结不解之谓。"二是山岚瘴毒,即山林间湿热蒸郁之气所致的疾病。黄宫绣《本草求真》曰:"雾露岚瘴,风寒暑湿邪秽,得此亦可暂辟。"陈士铎《本草新编》曰:"御露雾瘴气,敌风雪寒威,诸恶立驱,百邪竟辟。"三是饮食之毒。李时珍《本草纲目》曰:"米酒,解马肉、桐油毒。"刘文泰《本草品汇精要》曰:"解一切蔬菜毒。"

关于酒的养正除邪作用,《圣济总录·治法·汤醴》做了深入阐述:"邪之伤人有浅深,药之攻邪有轻重。病之始起,当以汤液治其微。病既日久,乃以醪醴攻其甚。是故,病患色见浅者,汤液主治。其见深者,必齐主治。其见大深者,醪醴主治。又有形数惊恐,经络不通,病生于不仁者,治以醪药,以此见受邪既深,经脉闭滞,非醪药散发邪气,宣通血脉,安能必愈。然则汤液者,取其荡涤之功;醪醴者,取其宣通闭滞。凡病始作,多以汤液,盖取其荡涤之功,甚于丸散。病久日深,乃以醪醴,其法众多,以夫受邪坚牢,取差或迟,是故服饵之方,用酒醴者十常六七。"临床治疗中,对风寒痹痛、筋脉挛急、胸痹、心痛、脘腹冷痛等证,多借酒力养正除邪。如《伤寒论》之当归四逆加吴茱萸生姜汤,"以水六升,清酒六升和",治"内有久寒者";《医学发明》之天台乌药散,"疼甚者,炒生姜热酒下亦得";《温病条辨》之化症回生丹,"瘀甚之证,黄酒下"。

三、酒行药势

《备急千金要方》引《名医别录》曰："酒,味苦、甘、辛,大热,有毒。行药势,杀百邪恶气。"《本草经集注》又云："大寒凝海,惟酒不冰,明其性热,独冠群物,药家多须以行其势。"

酒行药势之说,后世医家多有阐发。如,王好古《汤液本草》曰："为导引,可以通行一身之表,至极高之分。"李时珍《本草纲目》曰："沉者引之以酒,则浮而上至巅顶。"张景岳《资蒙医经》曰："酒入药为引者,取其活血行经。"叶天士《本草经解》曰："气味升多于降,阳也,纯阳之性,走而不守,故行药势。"

邹润安在《本经疏证》中,结合经方用酒,将酒行药势归纳为行补药之滞、增散药之烈、逐隧道之涩、通邪气之结、和血脉之壅等方面。"《伤寒论》《金匮要略》两书,凡水酒合煮之汤三:炙甘草汤用酒七升,水八升;当归四逆加吴茱萸生姜汤,酒水各六升;芎归胶艾汤,酒三升,水五升。即此可见补阴剂中,以此通药性之迟滞;散寒剂中,以此破伏寒之凝结,而用之复有轻重之差矣。凡以下丸者五,下散者六:薯蓣丸、肾气丸、天雄散,是借以行补药之滞;九痛丸、赤丸、侯氏黑散,是借以通邪气之结;大黄䗪虫丸、土瓜根散,是借以逐隧道之涩;当归芍药散、当归散、白术散,是借以和血脉之壅矣。凡以洗药者三,则为抵当汤、调胃承气汤、大承气汤之大黄,是驶者复益之以驶,欲其过而不留,去病而不伤正耳。而去邪者,复有防己地黄汤之防己、防风、桂枝、甘草,渍四物,绞取其汁,合地黄汁服之,不取其助补剂之行,反取其增散药之烈,是欲其合散药随补药以驱邪,仍不伤正也。红蓝花酒之但渍一味,寓驱风于行血之中,即行血于驱风之内,是欲其血和风自灭也。其用意微而情最曲屈者,莫如鳖甲煎丸之煎鳖甲为胶,合诸药成丸,下瘀血汤之煮丸而服,一则用于最先,一则用于极后,是则破癥坚邪气者,欲其自内而外,去癥瘕积血者,欲其自上而下,故其所取,有在药内,有在药外之别也。能深研乎此,可以知行药势之说矣。"

四、酒制升提

药物各有偏性,通过炮制对其性能加以取舍,使某些作用减弱,某些作用突出,可以保证用药安全和有效。《医学源流论·制药论》曰:"欲取其利而去其害,则用法以制之。"酒是最早使用的炮制辅料,酒制可改变药物的四气五味、升降浮沉、归经等性能,陈嘉谟《本草蒙筌》将其概括为"酒制升提"。

一是缓和寒性、增益热性。药物有寒、热、温、凉四种属性,寒与凉、温与热只是程度不同,因此本质上只有寒热之分。一些寒凉药物用酒炮制后,可以缓和寒性,即"以热制寒"。如地黄,生性甘寒,主清热凉血、养阴生津,酒制熟后,其性由寒转温,其功由清转补,主滋阴补血、益精填髓。《汤液本草》曰:"酒洒,蒸如乌金,假酒力则微温,大补。"再如黄柏、知母,皆为苦寒之品,酒制后苦寒之性缓和。《医学启源》曰:"酒浸,曝干,恐寒伤胃气也。"《审视瑶函》曰:"制之必以酒炒,庶免寒润泄泻之患。"一些温热药物用酒炮制后,可以增益热性,即"热者益热"。如仙茅,辛热之品,温肾助阳,但用于肾阳虚寒时,嫌其温热不足,故用酒制之,则可增强补肾温阳之功。

二是引药上行、助药发散。药物作用于人体后,升降浮沉各不相同,升与浮主上行而向外发散,沉与降主下行而向内收敛。药物的升降沉浮与其性味密切相关,并随炮制而有转化。一些沉降药物用酒炮制后,可以引药上行、助药发散。引药上行者,如大黄,苦寒沉降之品,善泻下攻积,酒制后上行,清上焦积热。《汤液本草》曰:"以酒将之,可行至高之分,若物在巅,人迹不及,必射以取之也。"再如黄柏,亦为苦寒沉降之品,善泻下焦湿热,酒制后上行,用清上焦湿热。《本经逢原》曰:"生用降实火,酒制治阴火上炎。"《用药法象》曰:"病在头面及手梢皮肤者,须酒炒之,借酒力以上腾也。"助药发散者,如当归,乃"血中之气药",生品味甘而重,专能补血,酒制气轻而辛,故能行血。《汤液本草》曰:"酒浸,助发之意也。"再如延胡索,

《本草正义》曰:"虽为破滞行血之品,然性情尚属和缓,不甚猛烈,古人必以酒为导引,助其运行。"《本草汇言》曰:"凡用之行血,酒制则行。"

三是引药入经。归经,是指药物作用的选择性,即某药对某脏腑经络具有特殊的亲和作用。一些药物用酒炮制后,可以增强其对特定脏腑经络的亲和性。如《汤液本草》曰:大黄"酒浸入太阳经,酒洗入阳明经,余经不用酒",芍药"酒浸,行经",知母"肾经本药,上颈行经,皆须用酒炒",麦门冬"行经,酒浸、汤浸"。

四是减毒存效。中药毒性,广义而言,泛指药性,即凡药皆有的偏性。《尚书》曰:"若药弗瞑眩,厥疾弗瘳。"《景岳全书·类经》曰:"药以治病,因毒为能。"狭义而言,是指某些药物的有害性。一些药物用酒炮制后,可以降低或消除毒性。如常山,生用涌吐力强,酒制则气稍缓,致吐作用减弱,且不失其劫痰之功。《医学入门》曰:"常山生用令人大吐,酒浸一日蒸熟或炒,或醋浸煮熟,则善化痞而不吐。"

此外,一些动物类药材如乌梢蛇、蕲蛇等,酒制可矫臭解腥,便于服用。一些矿物类药材如阳起石等,煅后酒淬可使体质酥脆,易于粉碎。

中药材的化学成分复杂,目前认识到具有一定生理作用的成分主要有挥发油、生物碱类、无机盐、甙类、有机酸、树脂、油脂等。这些成分在疾病治疗过程中,既可能是发挥治疗作用的有效成分,也可能是无效甚至是可引起损伤的有害成分。现代研究认为,经过酒制后,可使这些成分产生不同的变化,例如有些成分被分解甚至转变为新成分,有些成分被溶出,有些成分的含量增加或减少。

酒制对含生物碱类药物的影响。生物碱是存在于生物体内有类似碱性质的一类含氮有机化合物,具有显著生理活性。植物来源及部分动物(如蟾酥)来源的中药均含有生物碱类成分。游离生物碱一般溶于乙醇,而不溶或难溶于水。这类药物可经由酒制提高生物碱的溶出率,从而提高疗效。例如:黄连中含有的小檗碱,酒黄连的溶出率可达90%,而在水中却只有58.2%;黄酒炮制后的川芎总生物碱含量会提高,其所含的生物碱生理活性成分"波洛立林"也会随之增加。

酒制对含苷类药物的影响。苷是由糖或糖衍生物与非糖物质苷元通过糖的端基碳原子相连接形成的化合物。苷广泛地存在于植物体内,最多见的是植物的树皮、果实和根部,在自然界中分布极广。一般易溶于水、乙醇。以苷类为主要成分的药材,酒制可提高药物中苷类成分的溶解度,从而增强疗效。如水煎液中酒制黄芩的黄芩苷含量较生品高。

酒制对含鞣质类药物的影响。鞣质是一类复杂的多元酚类化合物,又被称作鞣酸、单宁,广泛地存在于植物中,能够发挥止泻、收敛止血、保护黏膜等作用,还可解重金属及生物碱中毒。鞣质易溶于水(尤其是热水),同时能溶于乙醇。含鞣质类药材经高温水制后会使鞣质成分流失,但是酒制后鞣质含量变化不大。如大黄,其主要成分蒽醌苷能够致泻,鞣质能够收敛作用,经过炒炭、酒蒸等加热处理之后,药物中鞣质的含量变化不大,而蒽醌苷含量显著减少,因此大黄收敛的功效增强,而致泻的功效减弱。

酒制对含树脂类药物的影响。树脂在植物体内由萜类化合物经氧化、聚合等反应后生成,是一类复杂的混合物,一般可在植物的树脂道中找到。植物在受到外伤刺激后便会分泌树脂,形成固体或半固体物质。树脂一般溶于乙醇而不溶于水。炮制含树脂类药物常用酒为辅料,以提高树脂类成分的溶解度。如五味子,用酒炮制可增强其有效成分的溶出。

总之,中药酒制后,其所含成分的理化性质可发生不同的变化,有些已经被人们了解,但绝大多数还有待进一步的探索。

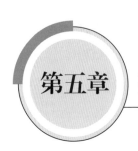

第五章 整体观的中医发展论

　　中医药是我国原创的医药科学和最具自主创新潜力的领域之一,已经成为中国特色医药卫生事业的重要组成部分。我们必须思考如何在新时期突出自身的特征和优势,以科学发展为基础,把握发展规律、创新发展理念、转变发展方式,破解发展难题,使中医药学沿着科学发展主题与规律,为发挥中医药护卫民生的独特和显著优势作用而发展。

第一节　整体观的诠释和发展问题

　　对于天人合一观的深入阐述,到宋代达到了顶峰,之后渐趋统一。周敦颐以《太极图说》阐述了世界万物的生成与变化:"无极而太极。太极动而生阳,动极而静,静而生阴,静极复动。一动一静,互为其根。分阴分阳,两仪立焉。阳变阴合,而生水火木金土。五气顺布,四时行焉。五行一阴阳也,阴阳一太极也,太极本无极也。五行之生也,各一其性。无极之真,二五之精,妙合而疑。乾道成男,坤道成女。二气交感,化生万物,万物生生,而变化无穷焉。"这种变化的规律提高到"理"的范畴,所谓"万物一体""皆完此理"。南宋理学集大成者朱熹又赋予了"天人合一"新的思想内涵,以"天人一理"作为"天人合一"的哲学基础,认为理是宇宙万物的本原,"未有天地之先,毕竟也只是理。有此理,便有此天地,若无此理,便亦无天地,无人无物都无该载了"(《朱子语类》)。理学从总体上说是古代认识史上的一次飞跃,它的思维方式属于理性思维范围,受此默化,宋代以后的医学具备了比较严格的思维逻辑特征,医学理论趋于系统化,概念范畴的使用日趋一致,对新的临床实践也能加以思辨发挥,促进了学术争鸣的发展,由张元素主张脏腑辨证,倡导药物气味归经、升降沉浮、引经报使开始,出现了主火论、攻邪论、脾胃论、相火论等不同的学术观点,最后深化了中医的理论。又如《黄帝内经》《难经》各执一是的"命门"概念,这一时期由于引用"太极图说"的思想,在位置、作用、基本涵义上,各个医家的认识趋向统一。在以"理"为万物本原的"天人合一"观的指导下,命门学派医家建立了"太极(命门)-阴阳-五行(脏腑)"生命模式,并以此来探索生命的起源和奥秘。又如著名医家朱丹溪受"格物穷理"思想的影响,援儒入医,以太极之理阐发医理。用太极阴阳、形气动静、五行之配、天地君臣(相)作演绎类比,推理出人身之"火"有一种"相火"的存在,而创立相火论。从丹溪引用周子、朱子之语可以看出,其相火论是用理学原理作"格物致知"而来的新的中医学病机理论。其他如阴阳互根,先天后天之说,精、气、神、形的相互化生,在后世"气化"学说和理论的影响下,逐渐形成了共识,得到了普遍接受。及至明代,薛立斋、赵献可的"肾命说",孙一奎的"三焦说",张景岳的"大宝论",李中梓的"先后天根本论"等,都是理学思辨的思维方法在医学中的特定反映。如对于先天、后天,程朱认为天地未形理已具,此为先天,气化生成万物是为后天。明代医家多以先天后天论形气体用,赵献可说"先天者,指一点无形之火气也,后天者,指有形之体"。据此,李中梓将其运用于具体的辨证施治中,认为肾为先天,脾为后天,治病应补先天后天,以固脾肾为主,这种观点至今仍有临床意义。不仅如此,在临床实践方面也全面推行了理学的思辨思维方法。如诊断上,提出察病辨证,要应天法时,即以天之四时六气、月之阴晴圆缺、日之旦暮昼晦对人体生理、病理的影响,作为辨治疾病之参考。

天人合一观点在宋明也曾蒙上些许玄幻色彩。由于理学的太极、理、数不是物质的概念,而是一种绝对精神的本体,这种唯心主义的认识论给中医某些理论学说亦带来了若干玄虚神秘的色彩,如明代以后命门的概念,在本质上被认为是无形无象,被空化,离开了物质运动,增加了推理和臆测的成分,带上了某些玄虚的色彩。此外,理学对中医学的消极和阻碍作用还表现在理学假经说法,尽心明性的学风使中医研究偏离了实践方向;理学伦理化了某些自然现象和规律,使中医在病因学、治疗学和养生学方面形成了若干不科学内容。如一方面强调气化运动为"生杀本始",另一方面又想做"不生不化""无有终时"的"真人",使中医的某些理论蒙上了神秘色彩;又如片面强调"阳""气"是主要的,而"阴""血"始终处于从属地位,难免失于偏颇。理学注重教条主义的思辨推理,尊经复古,而忽视与科学技术结合,一定程度上又阻碍了中医学的发展。

中医天人合一观在发展过程中曾掺杂了不科学、无实用性的理论观点,形而上的东西,比如上述宋明时玄幻不实的内容,还有机械的取象比类,这些都是糟粕,对中医发展是不利的,必须摒弃,所以中医天人合一整体观的科学发展,必须建立在实践基础上。

第二节 整体观指导应对不断变化的疾病谱

荀子和《国语》探讨天人关系提出的"人事与天地相参"的论点,在《淮南子·精神训》中进行了理论升华,提出"人与天地相参",这一命题在阐释人体生命节律背景下,指出人体生命结构、生命节律等与天地同构、同律。《淮南子》在这种思想的指导下建构了独特的天人合一理论。《黄帝内经》沿用了《淮南子》"天人相参"这一命题所描述的天人关系,认同了天人同构的理论。《灵枢·岁露论》说:"故月满则海水西盛,人血气积,肌肉充,皮肤致,毛发坚,腠理郄,烟垢着。当是之时,虽遇贼风,其入浅不深。至其月郭空,则海水东盛,人气血虚,其卫气去,形独居,肌肉减,皮肤纵,腠理开,毛发残,膲理薄,烟垢落,当是之时,遇贼风则其入深,其病人也卒暴。"反映了人体的生命活动规律受天地自然规律的直接影响,天地自然变化直接影响人体的生理、病理变化。"人与天地相参"理论有着重要的实践意义,两千多年来,指导着中华民族的养生保健与防治疾病。

人类生活在地球上,衣食住行产生的社会关系、社会环境与自然环境构成了人天关系。人是"天"的产物和组成部分,作为独立实体的人,其生命运动变化的轨迹必然要服从、受控于"天"运动变化的规律。天人之间相互作用,天人相应,这就是天人之间的基本关系。天人相应思想既表达了天与人的区别,又表现出天与人的联系,同时还阐明了相参的概念,"人法天地而也可以参赞造化"。天人之间相互影响,天的变化影响着人,人又通过自身的活动影响着天。既包含了主客区分的"天人相分"内涵,而不致走向片面和极端;另一方面又把"天人合一"所体现的社会、政治、道德、伦理、价值观、认识论、人格修养等方面的意义,包摄在天人相应思想中。

人与天地相应,不是消极的、被动的,而是积极的、主动的。人类不仅能主动地适应自然,更能与自然作斗争,主动地改造自然,从而提高健康水平,减少疾病。人要认识自然,顺从自然,更应该积极发挥人的主观能动性,有所作为。人事与天地相参,肯定了天人之间的相通性。但是,人类在强调人与自然的和谐的同时,不可忽视人与自然冲突的一面。儒家论著中有强调天人有别、天人对立的内容,如《荀子·天论》强调"明于天人之分",提出改造自然的独特见解:"大天而思之,孰与物畜而制之? 从天而颂之,孰与制天命而用之?"唐代刘禹锡之《天论上》提出:"天之能,人固不能也;人之能,天亦有所不能也。故余曰:天与人交相胜耳。""天人交相胜"表明人与自然的关系是对立统一的关系,两者既互相依存,又互相对立。人类生存需要从自然界中获取生活资料,通过认识自然,利用和改造自然,从自然界获取丰富的物质财富。然而天难遂人愿,自然灾害时有发生,从而激发出人类改造自然、利用自然的需求,产生不断变革、进取的现代精神,所以忽视天人的矛盾和冲突,不利于人类的生存和发展。

人改造自然绝非反对自然的规律性和必然性,而是服从和顺应自然的规律性和必然性。所谓与自然和谐相处就是服从和顺应自然的规律性与必然性,人类对自然规律的认知仍有很大提升空间,所以人类只能在某种程度上改造自然,使自然适应人。在劳动生产过程中,人无论怎样发挥自己的主观能动性,都不可能消灭自然界自身的规律,而是在对自然的规律性和必然性认识的前提下,改造自然。消极地顺应自然,或者盲目地改造自然都无法达到与自然和谐相处。

另外,对自然的改造、利用不能索求无度,需加以节制,按照自然的客观规律认识自然、改造自然是尊重自然的前提条件。《庄子·天道》云:"夫明白于天地之德者,此之谓大本大宗,与天和者也;所以均调天下,与人和者也。与人和者,谓之人乐;与天和者,谓之天乐。"所谓"提挈天地,把握阴阳"就是掌握了天地之机,万物之规律。《庄子·秋水》云:"普天下有形之物各有其功,各有其能,各有其才,各有其用,万物一齐,孰短孰长。"意思是说宇宙万物没有什么是完美的,但它们都有自身独特的价值和不可替代性。即顺乎自然,而后物我将各得其所。庄子主张顺乎自然,天人合一,强调万物间的平等。

人是有意识,有思维的动物,有着比其他生物更强的发展意识,有着高度自觉能动性。正是因为人具有这些特性,使人区别于其他生物,有能动性发挥的余地,人们可以从以前的所作所为中发现错误,并能纠正错误。这是任何生物物种都做不到的。人类社会与自然界是一个整体,人类不仅对大自然进行了人类化的改造,从而使得自然界有了人类的印记;同时,人类也创造了社会性的人类社会与社会制度,并一步一个脚印去前进。人类不仅对大自然加以改造,而且也对社会以及社会制度加以改进,进而不断促进自身的发展。主观能动性是人类的重要特征之一。但是主观能动性一定要以实际情况为出发点,一定要遵从于自然界的客观规律,不能盲目地对自然界进行不切实际的改造。人是自然的一部分,人的自然力与生命力要求其必须遵从客观规律,虽然人类有超越万物的生命价值以及能动力,但是人却不能成为自然的征服者。人是自然界长期发展的产物,是自然的一个组成部分,人不能将自己置身于自然界之外,成为凌驾于自然之上的王者,人要融于自然之中,尊重自然、顺应自然。在尊重自然规律的前提下,充分发挥人类的主观能动性,运用正确的方式,认识自然,利用自然,改造自然。人与自然是一体的,在与他人、环境和谐相处时,要保持对事物本性的尊重,对自然报以敬畏之心,并在尊重自然规律的客观前提下,去认识和改造自然,人与人之间,人与社会,人与自然达到了和谐统一,则人的生活质量得到改善,同时达到了人的形神统一、身心健康。

第三节　整体观在宏观和微观世界具有普适性

现代物理学的研究发展有两个方向,一为解释宏观世界的相对论,二为解释微观世界的量子力学。物理学家们都在追求一个大一统的理论,这就是目前尚不成熟的超弦理论。而中西医的发展历程也表现出分别倾向于宏观和微观方向,将二者理论统一将会成为医学史上的革命性突破。

贯穿于中医整个理论体系的整体观,涉及中医病因学、病机学、诊断学、治疗学、预防学和养生康复学等一系列学科,中国人民长期临床实践证明了这一传统医学理论的正确性和实用性。中医整体观的基本原理和概念可以用现代系统论、控制论、黑箱理论来诠释,以宏观的方式对人体整体状态进行观察和辨别分析,宏观、间接地解释系统内部组成成分及其动态变化过程,缺少信息量化,以至于在应用这些信息时存在主观性和不稳定性,采用以药测证的方法来充实信息的可信度,其优势和特色没有得到充分发挥和显现。

中医学是个开放的学科。中医学已经在"人与自然"层面上做出了巨大成就,走过其他学科从未有过的历程,两千多年不间断地从实践到经验,由经验到实践,由实践总结经验,再由经验指导实践,在不同时期积极吸取同时代的最新科技成果和哲学思想指导,不断地发展和完善自身理论。而今,中医学应该积极迫切地吸纳现代生物医学、物理学、哲学等各科学成果和方法论来加强在微观层面的发展和突破。

中医整体观的模糊性。非生命界的物质层次,按其质量和空间尺度大小可划分为微观、宏观、宇观3个基本层次。生命界的物质层次,按其结构和功能特征可分为生物大分子、细胞、生物个体、群体和生态系统等层次。而中医药领域就现有的层次则只有宏观层次,从宏观整体上探讨人与自然界的关系和把握人体的生理病理变化,具有模糊性和笼统性。细究起来,其实质包含了以整个宇宙、自然界为范畴的"巨宏观整体"和以人体为研究对象的宏观整体,而且两者常常混为一谈。中医着重探讨人与自然的"天人关系"和以人体为单位的整体观。人体作为一个整体包含着不同的层次性,即以五脏为中心,六腑、四肢百骸、五官九窍、皮肉筋脉等器官、组织的不同层次。然而,中医始终宏观、整体、综合地把握人体生理病理,运用辨证论治综合诊治疾病,而不是枝节上片面地思考问题。正是如此,中医理论在微观、量化上存在着缺陷或不足。

整体观念是中医学的重要特色,同样也是现代医学的重要特点。随着现代科学技术的快速发展,现代医学的研究已经到了细胞、分子和基因等层面,从微观角度加深了对人体健康状况的认识,这些微观层面的局部认识不能代表人体整体的状况,要完全掌握人体健康状况不仅要知道这些微观层面的知识,还要了解这个人的整体状况。中医学历经几千年,在认识疾病和人的过程中始终强调整体性,现代医学更要避免"盲人摸象"的错误,注重人体的整体性。所以说,以整体观念为特质的中医学在贯彻现代医学模式的研究与应用过程中显然具有得天独厚的优势,中医整体观念促进了中医学和现代医学的融合发展。

现代中医学也在尝试向宏微观结合医学发展。医学分类为微观医学、宏观医学和第三医学,西医侧重于微观,随着科学技术的进步和发展,能够在分子生物学水平认识人体生命现象,传统中医药作为宏观医学的代表,强调从整体上认识和掌握人类的健康和疾病问题。目前现代中医对微观医学技术的运用日益增多,为防止弱化传统中医整体观念、辨证论治理论,应避免中医对现代科学技术过度依赖。疾病谱的变化、亚健康状态的普遍存在、生活方式病的日渐增多等都给现代中西医学形成巨大挑战,现代微观技术固然重要,但人类健康更是关乎机体与环境的整体关系规律,因此西医学也需要学习和借鉴传统中医药的整体观。中医、西医、第三医学需要在不同层次上互相补充,构成整体的新医学体系,西医的技术方法可作为中医的微观借鉴,中医整体观作为西医临床思维的提升,第三医学作为二者的补充和延伸。因此,现代中医药向宏微观结合的发展既是对传统医学的创新,也是对微观医学体系的延伸;结合微观医学科学技术方法,拓展宏观医学的理论边界,最终目的是加深对宏、微观世界的认识和应用。医学科学发展的基本模式为"宏观 - 微观 - 微观和宏观",发展中医当然也可借鉴。

将中医整体观进行层次分级,这将有利于中医整体观的层次清晰化。即将中医整体观层次上分为基于宇宙自然界层面的"宇观整体"、基于人体层面的"宏观整体"以及基于细胞层面的"微观整体"。第一层次"宇观整体",即以"天人合一"的人与自然界为范畴的宇观整体,也就是中医概念中的天地和自然。第二层次"宏观整体",即以人为研究对象的"整体观",包含了以五脏为中心,六腑、四肢百骸、五官九窍、经络等构成的有机整体,这与现代生物学的生物个体层次相一致,中西医在这个层面上的认识具有等同性,所不同的是语言和概念的差异,但本质相一致。第三层次是以细胞为研究对象的"微观整体",即与现代生物学的细胞层次相一致。细胞是生物体形态结构和生命活动的基本单位。运用宏观系统论方法,建立细胞层面上的微观整体,而这个整体相对于亚细胞、分子、基因层面依然是"宏观体系"。

整体性不同层次间的有机联系是客观存在的,在生命科学研究中不能没有整体观念,但如果没有对微观生命现象的深入探讨,没有对生命过程中所包含的物理、化学过程的透彻理解,整体观念也是空洞无物的。以分析还原作为综合的基础,以综合得到的普遍性认识引导分析还原论,这就是生命科学的方法论。

"微观整体理论"是通向宏观整体与微观整体的桥梁,是中医在微观细胞层面的理论依据,也是中医对细胞层面的病理生理的认识新途径,将为中医在微观领域的全面阐释建立科学基础,为中医诊断疾病拓宽视野,使中医药治病作用机制的微观定性定量成为可能。

许多中医研究者借助现代系统生物学技术与方法来丰富和完善微观整体理论,比如,引入目前已广泛用于微生物领域研究的宏基因组概念。宏基因组学是近年兴起的一种微生物基因组分析技术,其研究策略强调的是一种整体性,其在现代医学领域的应用已崭露头角。宏基因组学的引入,是中医学宏观整体思想与现代科学微观研究技术的有机结合,可弥补中医微观整体之不足,具有独特的应用前景。这是由中医"整体观"本身所决定的,亦是其客观化、现代化的发展需求。

中医学整体观思想,强调"天人合一""人是和谐统一的有机整体",从整体研究人体的生理病理及功能状态。这种"整体"是宏观上的整体,反映机体的宏观状态,而宏基因组利用现代生物学技术,通过直接对特定环境中所有微生物进行基因组分析的方法,能检测传统生物分离培养法所不能检测的微观数据,其研究方法体现的是一种微观上的"整体性"。人体的宏观整体性与宏基因组的微观整体性在根本上是一致的,人体的宏观整体性是微观整体性的外在表现,微观整体性是宏观整体性的内在依据,而中医整体观正是宏观功能性的整体理论,宏基因组是微观结构的系统整合理论。中医药研究引入宏基因组,可使中医药微观化、具体化,而又不失其中医整体观的宏观理念。若用中医学的宏观整体思维指导宏基因组的研究,能使现代精细入微的分子技术研究方法兼顾到个体整体,有助于研究中医科学整体观的深层次内涵,充分体现了宏观和微观整体性结合之优势。

第四节　整体观在系统生物学中的诠释

现代系统论可以用来诠释"中医整体观"。现代系统论的整体性原理认为,系统是由若干要素组成,各个作为系统单元的要素一旦组成系统,就具有独立要素所不具有的系统和功能,其系统的性质和功能不等于各要素性质和功能加和。中医认为人体各个组成部分(系统论中各要素)之间,在结构上是不可分割的,生理上是相互联系、相互制约的,在病理上是相互影响的。由此可以看出,现代系统论的基本思想与中医整体观的思想基本相近,那就是人是一个整体,离开整体谈部分是具有局限性的、不科学的。同时,解剖学、生理学的一些研究成果,也从侧面表明了中医整体观在现代系统论的内涵体现。

中医整体观中人体本身的整体性,常通过人体的五脏六腑、经络系统、气血津液的运行等来表现。人体是一个复杂的系统,许多疾病的发生发展往往不会只包含一个器官或系统,而是多器官多系统都会涉及。所以,诊治疾病时不能只注重局部的病变而不考虑整体,只有从整体论治,对疾病进行诊察,才能全面、系统地收集资料,做出正确的诊断。证候、综合征概念的提出,正是中医整体观、现代系统论科学内涵的体现。

系统生物学是一门整合科学,是将系统内不同性质的构成要素,如基因、mRNA、蛋白质、生物小分子等,作为一个整体进行研究,运用多途径、多手段的研究思路和方法,实现从基因到细胞、到组织、到个体的各个层次的整合。这种"三维式"的整合是系统生物学的灵魂。

传统中医的辨证依赖"望闻问切"所收集的四诊信息,且辨证过程受医者主观经验影响较大,不利于中医规范化诊疗的应用推广。中医证候研究和系统生物学的结合,有助于全面客观、真实清晰地探索证候的本质,揭示证候的生物学基础,为深入阐释中医理论的核心提供科学客观的评价依据。

系统生物学的核心基于"系统论"的观点,即构成系统的关键不是其组成的物质,而是组成部分的相互作用或部分之间的关系。中医学的整体观念认为:"人自身是一个整体,人与自然界也是一个整体,即人体各个部分是互相联系不可分割的;人与整个宇宙也是一个大的整体,相互联系,不可分割。"这都是一种关注机体综合性生命功能的整体视角。证是疾病过程中有时相性的病理生理变化状态,是疾病连续全过程中的具体环节,可以反映疾病发生的病因、病机、部位、范围、程度,是疾病本质的表观体现。机体内外环境以及整体系统中各部位相互关系的病理变化导致了"证候"的产生。

传统中医学对证候的把握体现在对其症状的特点、脏腑的功能、病机的变化上,而系统生物学探讨的不仅仅是其结构和功能,还有体系内部各个组成部分的相互作用和运行规律。在其生物学基础上,包括生理、病理、基因、蛋白、代谢等方面。这些生物学特征的整体性、复杂性、多样性与中医证候内涵的整体观念、个体差异、动态变化有着相似的特点。系统生物学分析还原、三维整合的方法,可以把孤立的物质和整体系统联系在一起,可以把中医的整体观念上升到高度综合的现代系统理论,不局限于特定疾病的证型,而是可以反映证候的整体特征,还能反映证候各部分的联系和影响,以及症候变化各层次的特性。

除此以外,系统生物学中的代谢组学在中医证候研究中的应用也体现了中医整体观,因为中医证候不仅仅是几个症状和体征的简单相加,而是一组综合的证候群,是对病因、病性、邪正盛衰等疾病本质的集中概括,而代谢组学也是定量研究有机体对病理生理刺激或遗传变异引起的、与时间相关的多参数代谢应答,两者都从一定的角度说明了对疾病的诊断往往不是那么简单机械,几个指标的叠加,而是印证了中医整体观,即大部分疾病都是复杂因素作用于人体而造成的结果。系统生物学可以在中医与西医之间架起一座沟通的桥梁,从而不仅实现对中医的科学诠释,而且可以推动西医向整体观发展,实现中医与西医的汇聚与融合,为形成一种全新的医学模式做出贡献。

第五节 整体观结合"生物 - 心理 - 社会"医学模式

生物 - 心理 - 社会医学模式是 1977 年美国罗彻斯特大学医学院精神病学和内科教授恩格尔提出的一种全新的医学模式,它是指从生物、心理和社会等方面来观察、分析和思考,并且处理疾病和健康问题的科学观和方法论。以前的医学将人的身、心分开来看待,诊治疾病时往往只重视身体上的问题,而忽视心理上的异常。现在随着社会的发展,人们慢慢发现这种医疗模式的局限和缺点,所以和中医整体观殊途同归的生物 - 心理 - 社会医学模式应运而生。将人体、心理以及其社会环境各个方面结合起来考虑问题,这和中医整体观中的社会环境与疾病防治这一点所阐述的思想不谋而合。

社会的进步,人民生活节奏的加快,社会因素和心理因素在致病中的作用越来越明显,人们越来越关注心身健康。单一生物医学模式的狭隘已经逐渐凸显出来,"生物 - 心理 - 社会"医学模式应运而生,主张需从整体上认识健康和疾病,注重社会因素和心理因素在致病和治病中的作用,相比传统的生物医学模式更强调人的整体性。

既往生物医学从微观、具体的方面入手,论证严谨、缜密,强调在解剖结构的不同层次上对人体生理现象和病理过程进行比较精确和细致的分析研究,但是对整体认识造成了一定的局限性和障碍。而现代"生物-心理-社会"医学模式强调人的整体性,以及人和环境、社会之间的关系。中医学"天人合一"的观点已经开始越来越多地被现代医学所接受和应用。

自然界的气候变化可以引起许多疾病,气候的变化会直接影响人体的生理功能和病理变化。比如,《素问·至真要大论》:"夫百病之生也,皆生于风寒暑湿燥火,以之化之变也。"另外,气候变化还会成为疾病发生的潜在影响因素,比如,"天有四时五行,以生长收藏……冬伤于寒,春必温病;春伤于风,夏生飧泄;夏伤于暑,秋必痎疟;秋伤于湿,冬生咳嗽"(《素问·阴阳应象大论》)。

社会环境的变动影响着疾病的发生与发展。《黄帝内经》中早已有相关环境对比,《素问·移精变气论》:"往古人居禽兽之间,动作以避寒,阴居以避暑,内无眷慕之累,外无伸宦之形……当今之世不然……逆寒暑之宜,贼风数至,虚邪朝夕,内至五脏骨髓,外伤空窍肌肤,所以小病必甚,大病必死。"在当时已经认识到社会环境的变迁,过度疲劳,不知养护,违背自然规律都会导致疾病的产生或加重。同时还提到过于讲究饮食的精致肥美容易导致疾病,如"高粱之变,足生大丁"(《素问·生气通天论》)。强调心理因素对机体产生的影响,《灵枢·本神》:"怵惕思虑者则伤神,神伤则恐惧,流淫而不止。因悲哀动中者,竭绝而失生;喜乐者,神惮散而不藏;愁忧者,气闭塞而不行;盛怒者,迷惑而不治;恐惧者,神荡惮而不收。"情志刺激过度,如恐惧、惊慌、思虑、悲哀等,都会造成机体的损害,最终导致精神疾病的产生。这些内容似乎在两千多年前就已印证了现代"生物-心理-社会"医学模式所提出的生物、心理、社会各种因素相互作用的真实性,极具认识论的前瞻性。

现代医学模式从以治疗疾病为主向防治结合健康保障模式发展。《素问·四气调神大论》有:"是故圣人不治已病治未病,不治已乱治未乱,此之谓也。"伴随着疾病观向健康观的转型,西医模式也开始转变,从治疗疾病扩大到预防保健;从生理服务扩大到心理服务;从院内服务扩大到院外服务;从技术服务扩大到社会服务。在世界卫生组织提出"健康"概念和"生物-心理-社会医学模式"后,中医"治未病"的思想,呈现出了新的时代价值。现代许多慢性病由自然环境因素、社会环境因素、病原体、心理行为和生活方式等引起的,防治中需要对多种健康危险因素开展综合防治工作,预防控制领域包括传染病、慢性病,防病目标人群扩大到高危人群和健康人群。现代医学必须以预防为主,治疗为辅,在治疗中把握疾病发展变化规律,预先进行干预,在疾病治愈后也需要巩固疗效防止复发;传统中医药学防治并举的理论和实践,为现代医药学的发展提供了最佳的方向,这也是当代文明社会发展的必然要求。

第六节　整体观指导中医现代化

传统的中医整体观注重外部现象联系,理论抽象化、概念模糊化、诊察方法主观化,忽视以结构探索去认识疾病的方法,清晰性、严密性和可证性的不足,使其特色和优势没有得到充分的显现和发展。随着自然和社会环境的变化,如何更好地发挥中医整体观在中医各个方面和诊疗过程中的作用,更好地应对自然和社会环境的变化,不断地克服自身的不足,这就需要中医整体观与时俱进,与时代相应,与时代同进,实现中医现代化。整体观的现代化在一定程度上就是概念的清晰化、客观化,诊察方法的技术化、定量化。而实现这些目标,则需要采用现代前沿的科学技术来创造性地研究中医理论、阐释中医理论、转化中医理论。中医"整体观"客观化、现代化是中医现代化发展的需求,中医现代化研究指导方向离不开中医的"整体观念"。中医和现代科学在对物质、宇宙、宇宙天体与生命的关系等的认识上存在根本性的契合,这种契合体现在中医气、阴阳、五行等基础理论层面的可通约性,因而具有根本性意义。

现代科学研究生物生存的条件,发现是环境因子综合作用的结果,也是生物适应的结果,而生物的进化过程也就是天人相应的过程。从人类基因组计划到克隆羊,从生态学到微生态学,从宇宙飞船载人航天飞行到蛟龙号深潜,天人相应思想经过了现代科学从宏观、中观、微观以至宇观的检验,证明了天人相应的正确性和科学性。天人相应不仅是中医学关于天人关系的基本看法,而且是生物界的一条基本规律。要想真正认识人类本身与人类疾病,就必须把人与其生活在其中的天联系在一起。因此,把天人相应思想作为医学的理论基础,也是逻辑的必然。

在气一元论指导下所建立的中医学元整体观,其科学性可概述为以下几个方面。第一,无论是气一元论还是在此指导下构建的整体观念,都是人们对客观事物和现实规律的如实反映,是通过事实观察和反复验证所获得的知识。第二,中医学元整体观具备现代科学内涵,即生成整体论,而生成整体论是现代哲学家在重新审视现代科学的基础上提出的,是关于世界构成演化的新的科学纲领。第三,中医学元整体观与现代诸多科学存在共同点,都是运用动态演变的方法研究对象。综上,在气一元论指导下,中医学元整体观与现代科学诸多理论存在着直接关系,而诞生于2500年前的气一元论有机地将哲学与科学结合起来,全方位地阐释了中医的科学性,并从侧面指明中医诸多理论符合现代科学内涵,中医现代化研究应从整体出发,遵从中医原创理论,寻找其与现代科学、现代哲学的结合点,而非单纯地运用实验数据解释中医理论在人体生理生化等方面的对应指标,以此指导中医现代化沿着正确的道路前进。

中医现代化是一项内涵和外延多层次全方位的系统工程,要将传统中医药与现代化科学技术进行有机结合。中医药要想继续保持强大的生命力,要在"整体观"指导下不断创新发展,以中医药理论为指导,借助现代生物医学的先进研究方法,最终建立中医药多维的、系统性的、全新的理论研究体系。只有坚持中医整体观,中医才能顺利地走向现代化。

我们用诸如哲学、逻辑学、唯物论、信息学等科学的观点研究现代化的中医,要将"中医现代化"方向路线选择为整体观,遵循中医的整体观,在人体生理和病理方面体现人体的一致性。中医的整体观体现在中医的现代研究方面具体方略是"四诊八纲","四诊八纲"是我国中医最早的核心理论基础,现代医学的一切检查、监测方法和器械都是望、闻、问、切四诊的延伸。而人体疾病的病证概括又离不开"阴阳表里寒热虚实"八纲。唯物论、系统论研究认为:人的任何系统、器官、分子、细胞、基因都是整体的一部分,整体和单一物质基础是不可分离的相互依存关系,有了物质单一基础,没有整体,它是极不完善的。整体观不但具备了系统论的动态性、层次性、整体性三性,还具有"系统论"没有的"四诊八纲"。

中医理论体系是以患病的人为核心,而不是以人的病为核心建立起来的,这是中医整体观指导下的个体化治疗。随着信息化大数据时代的来临,以中医疗效为核心建立人体状态和医疗干预之间的关系,进行全样本的、混杂大数据支撑的研究,基于互联网大数据衍生的云计算乃至人工智能等新技术、新产品与中医药结合,促进中医药的科学化、现代化和智能化跨越式发展。

中医"辨证论治"中的"证"有模糊性、不确定性的特点,主观性较强,所以中医诊断和治疗与医师的经验、水平有较大关系。人工神经网络的应用可以替代部分"辨证"过程,选择适当的中医症状作为基本输入和适当的人工神经网络模型,人工神经网络能够根据已有的学习经验进行分析,综合提出中医诊断报告。中医诊治引入人工智能,就可以结合图像处理与模式识别技术,对病人进行全息摄影或由专家通过远程摄像头的"望诊",以此来获得更加准确的信息,据此来了解病人五脏精气的盛衰,并分析出病情的轻重。VR 虚拟现实技术具有较强的沉浸感和带入感,不仅将远程脉诊成为可能,也为医者全面了解患者及其生活环境提供了可能,增强了中医诊治的科学性和客观性。

习近平总书记指出:中华优秀传统文化必须与当代文化相适应,与现代社会相协调。中医整体观无疑是中华优秀传统文化中浓墨重彩的一笔,随着社会的发展,医学模式的改变,即便是占主流地位的西医学也从解剖思维向系统思维过渡,中医整体观念有"古已有之"的优势,就更不应该故步自封,应当吸收先进的诊疗手段和方法设备,与现代医学紧密结合起来,紧跟时代步伐进行理念革新、技术创新。而在当前我国大健康战略背景下,积极探索中医整体观的现代化可行且必要。

无论是历史的更迭,还是文化的变迁,中医整体观的恒动性、广泛性和宏观性使得其在现代社会依旧葆有顽强的生命力。而吸纳现代科学新技术、新成果,在错综复杂的现象中分清主次,在系统整体中讲求精准,实现动态发展,是中医整体观继续指导中医学预防保健和临床实践活动的灵魂所在。

整体观是中医学思维的出发点、立足点,也是其归宿之所在。中医整体观的形成源起于气一元论,气不断运动变化分阴阳乃生万物。中医整体观的认识对象是恒动的、变化的,要用运动的、发展的观点认识和改造世界。人之生、老、病、死是动态的过程,人与自然、社会、自身内部存在动态的关系,健康、亚健康、疾病是动态的状态,无论是整体性的预防、诊疗和调养,均是为了实现人体气血阴阳的动态平衡。另一方面是中医整体观本身是运动发展的,需要与时俱进、改革创新,真理不是一成不变的,是在实践的基础上总结升华的理论,只有在不断的实践中充分吸收先进的技术理念,才能使中医整体观更好地契合现代化发展的要求。

中医整体观的广泛性包罗万象,无所不在,归其要者,中医整体观包括了时间、空间两种属性。第一是时间整体性,中医整体观指导认识健康与疾病问题时,与阴阳五行理论推演下的四季、晨昏、时辰等一切时间概念相联系。比如《黄帝内经》中强调的"脏气法时""四气调神"就是把时间概念与健康与疾病问题联系起来融合为一个有机整体来看待。第二是空间整体性,既包括人体内部小空间的整体性,还包括人与自然环境、人与社会环境系统的外部大空间整体性。比如中医学强调的辨证论治、因人因地制宜均呈现出整体观在空间上的广泛性。此外,情志变化作用形体共同构筑形神整体亦是广泛性的一种体现。而这种广泛性决定了中医学在进行诊疗时思维角度的多样性和多变性,由于认知水平和角度的不同,面对同一个人,不同医生可能开出各不相同的处方。这就对中医学术和文化的传承创新均提出了更高的要求。医者意也，如何把中医人只可意会不可言传的隐性知识所蕴含的整体观进行科学展现，而不是机械重复堆砌，是一个亟待解决的深层次课题。

用中医整体观指导认识人体、诊断治疗、养生保健，这种重整体的思维模式与单纯地割裂事物的相互联系，主要关注于局部的狭隘解剖学观念相比有独特优势，最具代表性的就是治未病理论，"见肝之病，知肝传脾，当先实脾"的具体诊疗实践就是这种优势的真实体现。但必须注意的是，中医整体观产生于科技水平不发达的古代，其发展过程必然不侧重于依赖科技的进步，而是一种基于直觉领悟、取象比类思维的经验凝练。所以，中医整体观在把握宏观大前提下，亟须学习吸取现代生物医学、物理学、哲学等各科学成果和方法论来加强微观层面的发展和突破。

总之，随着现代信息技术尤其是人工智能的发展，根植于中国传统文化的中医学，发展智能化、科学化将成为必然。但是，中医在智能化过程中，一定要始终坚持中医的整体观，重视标准化、精准化，克服整体观的缺陷和不足，让中医智能化充分体现人体生理功能的整体性、病理变化的整体性、诊断防治的整体性、养生康复的整体性和人与环境的统一性，使中医整体观更加完善，更好地发展。

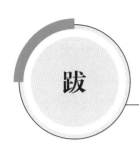

跋

　　《素问·气交变大论》曰："宣明大道,通于无穷,究于无极也。"中国传统文化认为无极表达了时间和空间大而无外、小而无内、没有极限的观点,存在于时空之中的人类,其认知也是因之没有穷尽的。马克思主义关于普遍联系的原理与这些观点相符合,系统科学中关于系统与环境的认识也与此相一致。故而,把研究对象放在一个开放性系统,从更广阔的层次背景中来认识,是中医学整体观的基本特点。

　　中医的最基本理论是整体观,所以中医是整体医学,中医学就是把人体生命与疾病放在这个大整体背景下来认识的,第一,它把天地自然与人看作一个整体。第二,它把人和人的生活环境看作一个整体。第三,它把人本身看作一个整体。天地是大宇宙,人体是小宇宙。第四,它把疾病也看作人这个整体的一部分。换言之,任何一种疾病都与人的整体相关,都是整体不协调的一个表象,是整体的不可分割的一个部分,所谓没有整体的协调就没有局部的改善。离开整体观,就没有中医。如果在中医学科管理中大拆大卸,精细分类,各科有其彼此独立的思路和做法,就背离了中医的基本精神,已经不再是真正的中医了。当然,内外妇儿分科是可以的,但必须是整体前提下的分科,是整体化的分科,形分而质不分。否则,无论采用多少中医的方法技术,本质上都不再是中医。

　　中医学术是一个历史性与时代性并存、公理性与学说性兼合的学术体系。发展不是一成不变的,传承和创新的基调奏响在不同的历史时期。早期的经验、方法、观点、思想被后世全面继承,并成为后世学术的基石,后世在传承于前代的同时又镌刻着早期的印记。中医学经历着孕育、蜕变、升华、融合的传承发展历程,其间可触摸到历史的痕迹,又能嗅出愈发浓烈的现实气息,与时俱进是其永恒的发展内涵。当然中医学发展的过程并非一帆风顺,中医在临床实践中展示出强烈的个体化特征,就诊患者体质与病症的个体化,以及具体病人治疗方案的个体化等,导致临床经验的个体化,进而表现出各个医学流派理论纷争,各执其说,异彩纷呈,这种现象既是中医整体观表现的特点与优势,又可能在某种程度上成为阻碍中医学术发展的原因之一,影响中医统一性理论的形成。因此,中医界今后努力的方向,是要去伪存真,去粗取精,在整体观指导下,最终形成一个大一统的中医理论框架。

刘 星

2022 年 1 月

主要参考文献

［1］刘星．中国古代"天人合一"观及对中医学影响的研究［D］．武汉：湖北中医学院，2004．

［2］张敬文，章文春．论中医整体观之形成渊源和科学内涵［J］．中华中医药学刊，2012，30（5）：1024-1025．

［3］李宗桂．汉代思想的理性审视——读《汉代思想史》［J］．哲学研究，1988（4）：70-75．

［4］康中乾．董仲舒"天人感应"论的哲学意义［J］．吉林大学社会科学学报，2014，54（5）：106-115，174．

［5］傅荣贤．《七略》目录学整体观刍议［J］．图书馆理论与实践，2003（5）：46-48．

［6］李存山．中国传统哲学纲要［M］．北京：中国社会科学出版社，2008：124．

［7］邢玉瑞．中国古代天人关系理论与中医学研究［M］．北京：中国中医药出版社，2017：18-22．

［8］杨亚利．论张载的"天人合一"思想［J］．理论学刊，2007（4）：58-61．

［9］任应秋．阴阳五行［M］．上海：上海科学技术出版社，1960：39．

［10］潘秋平．《淮南子》医学思想研究［D］．北京：北京中医药大学，2008．

［11］李经纬，林昭庚．中国医学通史（古代卷）［M］．北京：人民卫生出版社，2000：110．

［12］王慧峰，严世芸．藏象体系之气化研究思路分析［J］．中华中医药学刊，2010，28（5）：1048-1049．

［13］宋铮，郑晓红．气与中医自然观［J］．中医杂志，2018，59（3）：459-463．

［14］刘星，夏跃胜．疑难病治疗中"天人合一"观念运用的探讨［J］．山西中医学院学报，2000，（4）：34-35．

［15］孟庆云．论气化学说［J］．中医杂志，2007，48（5）：389-391．

［16］司马迁．《史记》选本丛书：史记抄［M］．茅坤，编纂．王晓红，整理．北京：商务印书馆，2013：80．

［17］班固．汉书（上册）［M］．长沙：岳麓书社，1993：437．

［18］郝万山．关于五行的讨论［J］．北京中医药大学学报，2009，32（1）：8-11．

［19］李时珍．本草纲目［M］．北京：商务印书馆，1930：42．

［20］胥骈凌，石宇，周建伟．浅析中医整体观的复杂性科学内涵［J］．世界最新医学信息文

摘,2019,19(93):248-249.

[21] 马凯,师旭亮,康素刚.历史气候学视野下的中医发展变迁[J].中医文献杂志,2020, 38(5):55-59.

[22] 叶峥嵘,吴琳.气候变化对中医药寒热相关理论形成的影响[J].河南中医,2011,31 (6):576-578.

[23] 王颖,梁丁元,李垚,等.历史传染病疫情的环境与气候特征初探及对新冠肺炎疫情的 思考[J].环境科学研究,2020,33(7):1555-1561.

[24] 程雅君.中医整体观的三重内涵[J].哲学研究,2009,(8):59-64,129.

[25] 张元.北京市某远郊区域医疗中心近10年住院患者疾病谱分析[J].中国病案,2020, 21(10):87-91.

[26] 章道宁,陶晓华,王天芳.中医整体观在情志疾病中的体现[J].河南中医,2015,35(12): 2878-2880.

[27] 李柱,倪文璐,赵艳敏,等.300例偏头痛患者中医体质分布及与中医证候关系临床研 究[J].辽宁中医药大学学报,2015,17(10):13-14.

[28] 王皓,张勇,王晓强,等.支气管哮喘与中医体质类型的相关性研究——附205例临床 资料[J].江苏中医药,2016,48(5):27-29.

[29] 罗辉,王琦.中医体质类型与代谢综合征相关性研究的系统评价和Meta分析[J].北 京中医药大学学报,2016,39(4):325-334.

[30] 李游,尹婷.五运六气与中医体质学说研究[J].中华中医药杂志,2008,23(11):952- 954.

[31] 王树权.图注八十一难经译[M].北京:中国中医药出版社,2010.

[32] 张仲景.伤寒论[M].王叔和,撰次.钱超尘,郝万山,整理.北京:人民卫生出版社, 2005.

[33] 王庆国.从《内经》《难经》《伤寒论》《金匮要略》《脉经》看独取寸口诊法的渊源与 发展[J].北京中医药大学学报,1997,20(5):20-23.

[34] 王叔和.脉经[M].贾君,郭君双,整理.北京:人民卫生出版社,2011.

[35] 罗晓燕,童康,王志汕,等.试述《内经》整体观对中医避误的启发[J].福建中医药, 2016,47(2):64-65.

[36] 黎海芳,周英.中医"天人相应"观临床应用[J].河北中医,2012,34(1):118-120.

[37] 郑昱.中医的整体观、辨证论治原则与个体化用药[J].中国医药指南,2011,9(29): 334-336.

[38] 崔荣秀,池明宇.中风性失语针灸治疗的整体观[J].辽宁中医杂志,2003,(6):490.

[39] 曹娜.中医养生思想古今文献整理研究[D].广州:广州中医药大学,2005.

[40] 李星,王旭东.头面部形态特点与易患疾病相关性研究[J].中华中医药学刊,2012,30 (10):2228-2231.

［41］刘汉红.中医五行人之体质辨识［J］.湖北中医杂志,2015,37(1):36-38.

［42］吴长汶,陈淑娇,杨小婷,等.五行人的形态特征与体质分类的临床意义［J］.中华中医药杂志,2016,31(7):2725-2727.

［43］崔笛,杨殿兴,殷海宽,等.中医阴阳五行人体质分类法的建构［J］.时珍国医国药,2018,29(5):1173-1175.

［44］柳洪胜,白文,戴中,等.173例基于冠脉造影的冠心病患者中医五行人体质分析［J］.中华中医药杂志,2016,31(7):2752-2753.

［45］王琦.9种基本中医体质类型的分类及其诊断表述依据［J］.北京中医药大学学报,2005,28(4):1-8.

［46］匡调元.中华饮食智慧［M］.北京:世界图书出版公司,2010.

［47］王子辉.中国饮食文化发展趋势探析［J］.中国烹饪研究,1999,(4):1-6.

［48］陶弘景.养性延命录校注［M］.王家葵,校注.北京:中华书局,2014.

［49］智顗.童蒙止观校释［M］.李安,校释.北京:中华书局,1988:21-23.

［50］张印生,韩学杰.孙思邈医学全书［M］.北京:中国中医药出版社,2009:494.

［51］任继愈.道藏提要［M］.北京:中国社会科学出版社,1991:192-193.

［52］邱丕相.中国传统体育养生学［M］.北京:人民体育出版社,2007.

［53］王欢,刘星.宋明时期"天人合一"观及中医学思辨方法探讨［J］.山西中医学院学报,2006,(3):10-11.

［54］王振海,王蕾.天人相应是中医学的理论基础和指导思想［J］.环球中医药,2015,8(7):807-810.

［55］李婉秋,秦桂秀,杨海生.庄子环境观对现代的启示［J］.农村经济与科技,2019,30(17):24-26.

［56］黄建波,张光霁.中医整体观念的源流和创新发展［J］.中华中医药杂志,2020,35(1):35-38.

［57］纪云西,周福生.中医"微观整体"论［J］.中华中医药杂志,2010,25(5):660-662.

［58］徐雯雯,任青玲,洪丹丹.从系统生物学与中医整体观角度分析湿热证候［J］.中医药导报,2019,25(7):5-9.

［59］胥骅凌,石宇,周建伟.浅析中医整体观的复杂性科学内涵［J］.世界最新医学信息文摘,2019,19(93):248-249.

［60］申俊龙,张海波,温雯婷,等.中医药复兴之路:对传统中医药的返本与开新［J］.医学与哲学(A),2017,38(1):84-88.

［61］孟庆岩,相光鑫,颜培正,等.从气一元论分析中医元整体观及其科学性［J］.中国中医基础医学杂志,2017,23(4):445-446,452.

［62］忻胜兰.浅析阴阳哲学原理及中医现代化［J］.价值工程,2010,29(16):247.

［63］王丹,张冀东,龚兆红,等.大健康视角下中医整体观的现代化［J］.中医药导报,2019,

25(2):26-28.

[64] 何泽民.中医学整体观的属性及其指导意义[J].中医杂志,2011,52(17):1443-1446.

[65] 丁维俊,董婷,曾庆秋,等.从宏观基因组学谈中医整体观的现代化[J].四川中医,2008,(6):26-28.